【腹式呼吸】
活化細胞，強

【按摩】
美容養顏

【站樁】
提振精神、健康在望。

【靜坐】
靈活思路，改善睡眠，
身輕如燕，走路有神。

【腹式呼吸】
活化細胞，強化精力，
增強能量。

【行功】
增強體力
延年益壽

【按摩】
美容養顏，保健養生

【站樁】
提振精神、健康在望。

【靜坐】
靈活思路、改
身輕如燕、走

行功】
強體力，消除疾病，

活化細胞，強化精力，
增強能量。

安摩】
容養顏，保健養生

【站樁】
提振精神，健康在望。

【靜坐】
靈活思路，改善
身輕如燕，走路

【行功】
增強體力，消除疾病，
延年益壽

樁】
精神，健康在望。

【按摩】
美容養顏，保健養生

【腹式呼吸】
活化細胞，強化精
增強能量。

坐】
思路，改善睡眠，
如燕，走路有神。

真的有氣感了！

鄭清榮◎著

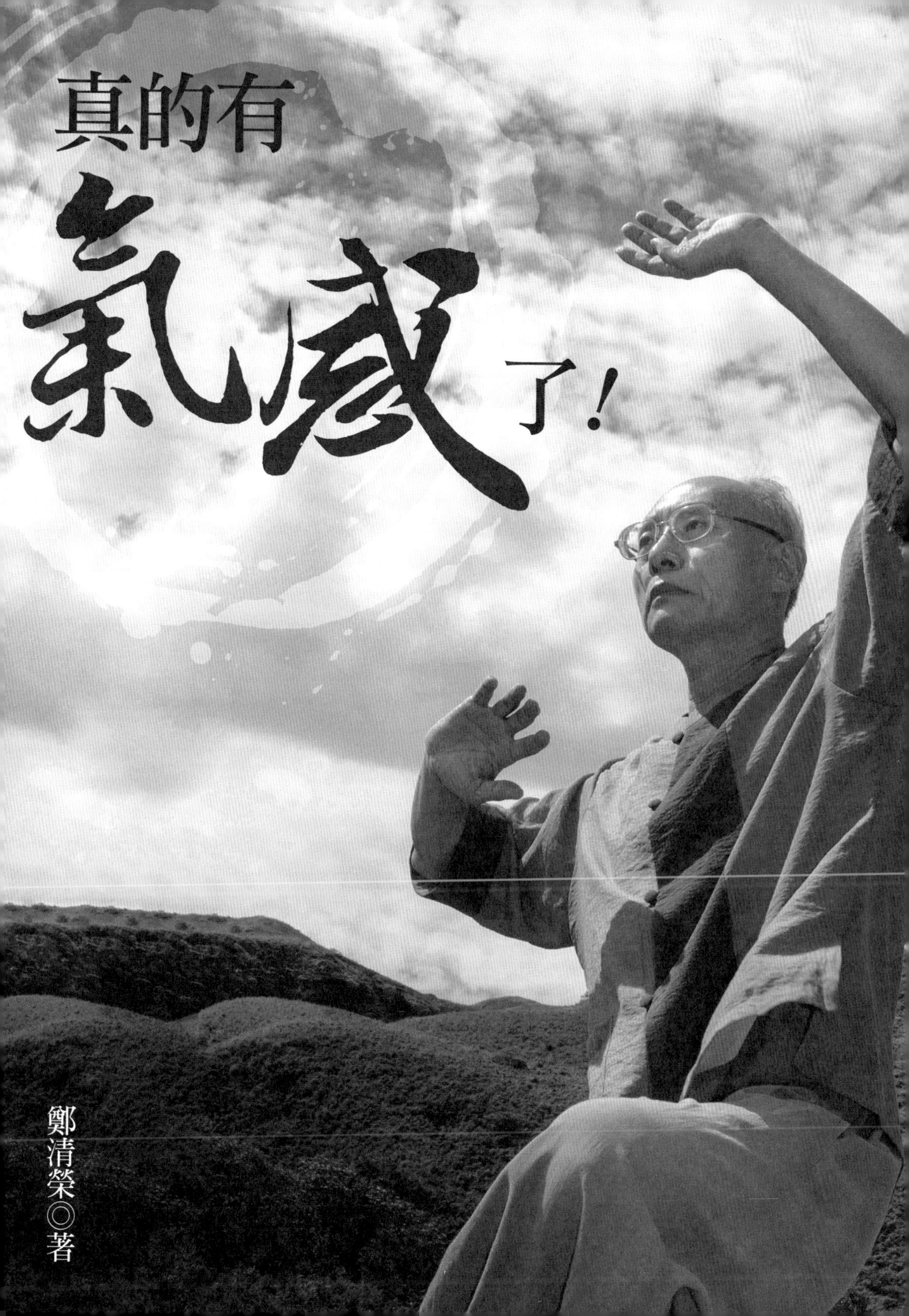

目錄

【專文推薦】真的有氣感了……◎陳奇瑞 006
【專文推薦】重拾中國文化的失落環節……◎周智民 009
【專文推薦】生命就在一呼一吸之間……◎許富義 011
【專文推薦】推展氣功，發揚道團精神……◎湛若水 014
【專文推薦】不積跬步，無以致千里……◎鄭　真 016
【專文推薦】練功初學者要找到正確的學習方向……◎許峰賓 019
【作者序】輕鬆練氣功……021

第一章 導論 練功生活化 033
第一節 學習養生之道：立志為先……034

第二節　從頭開始……040
第三節　學習氣功的基本架構……049

第二章 站樁回春 065

第一節　站樁的意義……067
第二節　站樁時的注意要項……072
第三節　單練與團練的迷思……081
第四節　站樁的進階功理……085
第五節　站樁結論……090

第三章 交腳靜坐與靜坐內功 095

第一節 靜坐的意義……096
第二節 交腳靜坐法……102
第三節 再論行氣與守竅……116
第四節 認識重要穴位關竅……122
第五節 曉悟靜坐內功的初階……126
第六節 經絡理論與練功的關聯性……138

第四章 動功 147

第一節 動功的意義……149
第二節 汾陽氣功五行八步的功理……153
第三節 五行八步功法簡要版——上班族的功法福音……159
第四節 習練五行八步功法的效果……181

第五章 行功、按摩法與呼吸法 185
第一節 行功 186
第二節 按摩法 191
第三節 呼吸法 204
第六章 總論 有為者亦若是 217
第一節 古聖先賢也練功 218
第二節 結語 230
【附錄】學員見證 232

【專文推薦】

真的有氣感了

雲林縣水林鄉退休校長　陳奇瑞

小時候住家附近樹下有一副單槓，我偶爾會去練練單槓，體力還算不錯，初中課業繁重，讀書累了也會去拉拉單槓玩玩，一直到就讀師範學校時，又迷上了雙槓、跳箱運動。因為營養不良，體力透支，晚自習時常會打瞌睡，因此課業受到影響，情急之下，停止所有運動。

常言道「過猶不及」，運動過多時正確的作法應該是減量，而不是停止所有運動，適量的運動才能維持健康的身體。爾後數十年教職生涯中，一方面工作忙，另方面自己疏於運動，雖沒大毛病，但身體較為瘦弱，對病毒抵抗力也較差。

退休之後，早晚會出去走走路，身體狀況好些，記得是民國九十三年三、四月間，經我么弟小學同學鄭清榮老師的推介，踏入練功這個門。

鄭老師從《中國時報》退休後，常抽空回家鄉，教導鄉親練功，個人也從中練就一些基本功法，直到民國九十七年，鄭老師為回饋鄉親，在水林老家成立「水林氣功養生中心」，並於九十七年元月舉辦氣功淨坐七天精進班，同年八月一日至八月十日又於埔里金豐山舉辦十日精進班，學員有四十六人，至今每隔二至三月利用周休在家鄉水林舉辦養生氣功二日進修班，至民國一〇二年六月，已歷二十五期。

練功時，常聽郭正道教官勉勵的一句話「各（個）人修行各（個）人得」，剛開始練功，偶有機會與鄭清榮老師獨處時，他常勉勵我，有空多練氣，飯後散步時，一面走路，一面將兩手心相對，慢慢拉開，又慢慢回來，練久了自有氣感，我練了一段時間都沒感覺，有些心灰意冷，但回頭想想，反正也沒損失什麼。每晚飯後總在自家庭院一面走，一面將兩手心相對，慢慢的在拉開時吸氣，回來時吐氣。突然有一天，手心感覺有點刺刺痲痲的，因此更加勤練，真的氣感來了，信心大增，每有空就自動將兩手一開一合，現在兩手拉到最大，手心相對繞圈，兩個手心的氣也跟著繞圈轉，真太神奇了，讓我體會到，不管做任何事，只要方向正確、方法對、功夫到，自然會功到自然成。

水林氣功養生中心，常有些遠自台北、新竹、台中、高雄、屏東的朋友，抽空前來參加，鄭清榮老師提供住宿，沒開車的也到高鐵站去接送，忙得團團轉，也自得其樂，這種犧牲奉獻的精神，讓人尊敬與佩服。

現在維持每兩、三個月舉辦一次兩日氣功養生進修班，一些上班族盡量安排輪休日來練功，排不到只好不捨的放棄。人數雖沒開始時多，但一群希望自己年老不拖累兒孫的人，仍不願放棄這好機會，因為自己練，常會偷懶，團體練，氣場好，輕鬆又自然。

回想數年來，二十五期練功機會，從沒放棄過，如練功期間另外有事，也會想辦法把當天的事提前完成，絕不犧牲練功以及跟同道見面、分享個人練功心得，增進個人見識的機會。

個人自覺年紀較其他學員大，但精神絕不輸年輕人。站樁四十分鐘仍能與大家圓滿完成。這應歸功於每天勤練的結果，同年齡的朋友有些人已駝背、精神萎靡，自己很欣慰沒這些毛病，每次練功時，郭正道教官常誇我：「臉色紅潤，精神很好……」給我很大信心。

天下沒有白吃的午餐，功夫也絕不會從天上掉下來，只要我們每天勤練功，相信每個人都會常保健康，也能提高自己的生活品質，人生會過得健康快樂，懂得這個道理，你能不認真練功嗎？有機會的話，歡迎大家一起來練功，水林氣功養生中心誠心歡迎您的到來。

【專文推薦】

重拾中國文化的失落環節

《日文結構系列叢書》總編輯　周智民

跟隨鄭老師研習氣功，是一次神祕而奇妙的生命經驗。

忽然之間體驗到，微微的一股熱氣（類似極為微弱的電流）自掌心之間生起，竄出體外，源源不絕遊走於身體周圍場域。更重要的是，這股「氣流」不單單是新生出現的生理現象，還深刻影響到心理、精神狀態，形成一股安定、深邃的穩定力量。

因為，這股「氣流」直接帶動、活絡了整個身體的循環秩序：例如血液循環、以及血氣脈動，進而打通經脈、活絡細胞。很神奇的是，生理和心理的連動機制在這裡若隱若現：這股源源不絕的循環脈動，讓自身心理和精神遇見「領導中心」，產生了一股前所未有，安定、深邃的穩定力量。

成功開發這股身體潛能之後，彷彿是利用一種全新的方式來運動、活絡我們的五腑六臟，達到日常肢體運動無法完成的內部效果。生理上來說是加速新陳代謝，達到養身抗老的功效，心理上來說同樣有不可言喻的作用。每當心情煩躁、焦慮不安的時候，鄭老師的這套養身氣功，就成了我最能信賴的避風港。

總而言之，衷心感謝鄭老師熱心教導，引領見識了古代中國人的這套養身智慧。可惜的是，現代中國人往往接受太多物質刺激、資訊轟炸，因而輕忽、怠慢了這項上乘修身心法。我們期待鄭老師繼續在氣功的開發、研究、推廣上，為我們鋪陳出更為堅定、深刻而豐富的道路，幫助我們重新拾回中國文化的這個失落環節。

【專文推薦】生命就在一呼一吸之間

前中華民國太極拳總會裁判委員會副主委 許富義

氣功，對現代人來說，是一種很讓人嚮往卻又似乎披上了一層神祕的面紗的運動，讓人感覺若即若離，無法一窺全貌。

其實，「氣功」以字面上來講，是一種「呼吸的方法」，是讓我們的身體達到最有效率與最健康的一種「呼吸的方法」。雖然人人都會呼吸，甚至在無知覺的睡眠狀態下，還是呼吸得好好的，但這樣的呼吸只是提供你存活的最低要求，並無法改善或增進身體的健康。

因為「生命就在一呼一吸之間」，你知道這一呼一吸之間，在你我體內產生多少的運動交換與變化嗎？這是氣功要告訴你的！

而「我是什麼？」這是日本著名的榮格心理學家——河合隼雄所提出的一個問題，他說：當你問自己「我是誰」時，我想你會輕鬆作答，「我是瓊的父親」、「我是瓦夫．愛默生」等等。但對於「我是什麼?」卻不好回答。因為這裡的「我」指的是作為一個整體的「我」，它包括我所有的東西：意識、潛意識、身體，也許還有其他組成要素。還給你一個整體的「我」，也是氣功要提供給你的禮物！

河合隼雄博士對於「我是什麼?」這一個問題的「卻不好回答」，其對象指的當然因為不是他本人，而是一般的人。指明了大多數現代人對「我」（自我）的陌生感。即大部分的人根本就不了解自己，對於自我身體的運作、需求、以及與周遭環境、大自然間的互動，通通在有意無意當中忽略過去了！這就道出了現代人在「身、心、靈」上已經分離而不自覺的嚴重性！

當你能進入氣功的世界時，你將會發現，以前的你想法是多麼的狹隘，而擁有氣功之後的你，那種「身、心、靈」合一的喜悅，會讓你在思想、氣度上及各個方面都變得更遼闊與寬廣！所以一個人不管他的權位多高、或富甲萬方，他遲早還是要面對身體的存在（即生死）與健康上的問題。所以我們的老祖宗早就知道人的「身、心、靈」統一（完整）的重要性；也因此留下了無數鍛煉身心的哲學思想與功法。

本書作者清榮兄何其有幸，一路走來，碰到了好幾位不同門派大師級的人物，又肯把練功的精髓口耳相傳，尤其與「汾陽氣功」傳人郭曉晤師父認識，又得到郭大師的賞識，不但口授心傳，還獨得其過去隨手所寫的筆記與氣功相關資料，這是何等難得！俗話說「入門引路需口授，功夫無息法自修」，清榮兄又相當投入的去鑽研鍛煉，自然累積了不少的心得。

這次清榮兄懷著感念師恩的心，特將個人所學的練功理論與實踐，集結成冊，出版這本《真的有氣感了》，獻給所有想要練功的大眾，更希望大家在有限的時間內，能獲得想要的效果，而不致於走冤枉路。

最後，祝大家閱讀本書，收穫滿滿！

【專文推薦】

推展氣功，發揚道團精神

氣功聯誼會會長　湛若水

在苗栗縣深山的泰安鄉，達拉灣民宿的觀景台上，本書的作者鄭老師、我、民宿的主人黃師父，還有幾位練氣的道友，一面品茶論道，一面看著對面山頭的雲瀑緩緩飛降，頗有李白詩「別有天地非人間」的況味。

幾年前結識了鄭老師之後，曾有多次促膝論道的機會。鄭老師不但自己勤於練功，而且對推展氣功也有一番抱負及理想。他在水林老家成立的「水林氣功養生中心」，經常舉辦天數不等的精進班，教授許多鄉親學習氣功，對於氣功的推展，功不可沒。

誠如鄭老師所言：單練不如團練。在中國古代，「道團」是很普遍的民間組織，亦即修道四大要件「法、財、侶、地」之中，「侶」這個字的具體表現，道友們聚在一起互相切磋、互相護法、互相提攜，修道才能長期而精進。在現代的社會，像「水林氣功養生中心」這種道團的成立實屬難能可貴。

非但如此，鄭老師此番著書，將師傳修煉心法公諸於世，廣義而言，這是道團精神的擴大，因為書籍的流通性無遠弗屆，影響力更大，能使更多人受惠。身處21世紀的現代，我們應該打破「非人不傳」的緊箍咒，拋棄門戶之見、膚色之分，將氣功變成一門人人可學的學問，易言之，應該將道團的精神擴展到整個國家，甚至全世界，這就是鄭老師的師尊郭曉晤大師希望「將氣功傳遍五大洲、三大洋」的理想。

在氣功的領域之中，唐代名將郭子儀所傳下來的「曉晤站樁法」一直是赫赫有名的功法，但外人諱莫如深，難得一窺堂奧。鄭老師在本書中不吝揭露郭家心法，原來郭家功法即是渾元樁，只是其中包含一個重要訣竅：就是在站樁前先連續做六次鬆、緩字訣的呼吸提肛，「假傳萬卷書，真傳一句話」，這個訣法的用意在事先造成身體與土地的能量連線，讓站樁充分發揮效果，的確非常寶貴。

鄭老師在書中還詳細解析靜坐、動功、行功、按摩法、呼吸法的要領，足供學習氣功的人士參考。即如郭曉晤大師的提點：「功到自然成。」練功之道無他，有恆而已，讀者們得到了練功的心法，就要堅持初心，勤練不輟，功夫自然隨著時日精進。

【專文推薦】

不積跬步，無以致千里

前中時晚報副總編輯／練功達人　鄭真

清榮兄的《真的有氣感了》問世，可喜可賀，這本書可以說是他多年來相關氣功著作的精華，不只因為將氣功的理論精髓，轉化為行、住、坐、臥，隨時可練、隨時獲益的日常生活保健功法，更是他這幾年真修實練的經驗累積。

清榮兄離開媒體之後，一直以寫作與練功為職志，著作與譯作多達三、四十本，即使不是著作等身，至少也可說是著作等膝了。其中，最精采的部分就是他因緣際會在都市大叢林中找到數位高功師父，不但因此練得好功夫，還將所修所練著書立說，寫成專書，並且不藏私的不定期開班傳授，其中將水林老家宅第提供作為家鄉子弟練功場所，更令人感佩。

本書是以郭曉晤先生所傳揚的「汾陽氣功」為主幹，將它融入中醫經絡養生的範疇，是既有傳承，又具實用性的生活養生書。

郭曉晤先生是唐朝名將郭子儀的後代，所學功法又是家學淵源，因為清榮兄的品德與勤學為郭大師所肯定，因此在耄耋之年將即將失傳武學傾囊相授，還曾感嘆相見恨晚。而清榮兄不負所託，將郭大師傳世絕學能夠深入淺出，精心整理付梓，不只能慰郭大師在天之靈，也可為普羅大眾提供一練氣養生的寶典，讓大家在地球磁變、人心浮動的時代，還能有開發潛能、平衡身心靈的利器。

古人要修習武林絕學，都需要翻山越嶺，傷筋挫骨而難有所成，今日雖說歷經流遷演變，各家傳統功法普傳世間，撿拾一二，略動拳腳，都有實益。但是，難得的是所學功法是否盡得前人精髓，能否真正養生健身？能否與易理哲學相應？則令人質疑。

「汾陽氣功」不僅源遠流長，亦是出於唐代名將郭子儀練將帶兵，縱橫沙場的精實功夫，也經郭家歷代祖先克紹箕裘、代代相傳，有如鳳毛麟角、片羽晨星，是得之不易、彌足珍貴的功法。

清榮兄能夠在郭大師醍醐灌頂、口傳心授之後，按部就班，日新月進，不只將「汾陽氣功」理論精髓，融溶貫通，更透過精修勤練，心領神會，在經過他多年的文字淬鍊，形諸筆墨，實是氣功界的瑰寶，後學者的福音。

《真的有氣感了》強調身心並練，內外兼修，證諸氣功的精義在「收之藏於密，放之彌六合」，是觀照宇宙全體，又回歸真如本心的功法，值得大家細細品味。

但是，書中在功法與心法的大框架下，仍鼓勵大家從站樁、靜坐的基本功練起，腳踏實地，盈科後進，不好高騖遠，不躐等倖進，其實是練功最主要的精神。不只高功師父在練功時會強調一切從基本做起，就我多年觀察清榮兄在氣功領域能夠學有所成，最重要的關鍵還是持之以恆，不懈不怠，而非追求武俠小說或電影所強調的練成飛簷走壁、刀槍不入之類武功絕學。這才是閱讀這本書之後能夠真正學以致用，需要掌握的最高指導原則。荀子勸學篇說：「不積跬（ㄎㄨㄟˇ）步，無以致千里。」就是這個道理。

【專文推薦】

練功初學者要找到正確的學習方向

目前就讀於上海中醫大學／練功達人 許峰賓

小時候讀故事書，看到書中的武林大俠，總是暗自羨慕，希望哪一天自己也能身負神功，上能斬奸除惡，下救黎民于水火。但是，深山叢林中的武林高手哪是凡人能遇上的。

幾年前，我大學剛畢業不久，家人帶著我跟郭正道老師學氣功，勤練八段錦，才了解練氣功最怕的是沒有明師在旁指點。正如鄭清榮老師在書中提到的，名師不如明師，找到一位能夠在修煉過程中為自己指路的老師是極為重要的。

練功初學者一定要找到正確的學習方向，如果無人指點，可能事倍功半。鄭老師撰著的這本書，對於有心練功者實在是一大福音。因為，書中對初學者循循善誘，從入門到進階，無不仔細的指出需要注意的地方，並且，對氣功相關的專有名詞也作出了詳細明確的解釋。名師和明師難遇，但有了鄭老師的這本書，對於有心學習氣功的人等於找到了一個努力的方向。

練氣功最重要的是堅持不懈。日日練功，功境自能增長。練功過程是漫長的、辛苦的，不像其他學科一樣有修習的日程，也不知道什麼時候才會練出功力。我的氣功啟蒙老師郭正道師父總是說：「個人修，個人得；練功不一定有什麼，但是不練就什麼都沒有」。

民國九十七年鄭老師將位於雲林縣水林鄉的老家開放給大家練習氣功，成立「水林氣功養生中心」。我有幸參加了兩期，深深感受到氣功團練的好處。當許多人一起團練時，不只精神上安定了許多，更容易激發出氣感。此外，來自不同地區的道友在此交流練功心得，更激發出了堅持練功的火花，使得寂寞而枯燥的練功，不再那麼難熬。

鄭老師推廣氣功不遺餘力，不只把老家開放給學員團練氣功，如今又將其練功和教功的經驗寫出來與眾人分享。但願對氣功有興趣的朋友，能從中獲益，跨入練功的大門。

【作者序】

輕鬆練氣功

十多年前，我從《中時晚報》國際新聞中心轉任《中國時報》生活新聞中心擔任撰述委員時，同事侯秀琴熱心的介紹我與汾陽氣功傳人郭曉晤師父認識，從此，便一頭栽進了氣功學習的領域。

第一次跟郭曉晤師父見面，大師已近九十高齡，但膚色紅潤，聲如洪鐘，舉手投足，充滿精氣神。偶爾還會爬上樹，砍除樹葉蔓枝，整理園藝，身手矯健，異於常人。當下聆聽郭大師的談話，句句都是養生真言，如沐春風，內心即激起「有為者亦若是」的念頭。

二〇〇〇年，我從報社退休，第一件事，就是回頭找郭曉晤師父學習氣功。當時，我的體能狀況真的很差，有一種說不出的倦怠感。據一位師姊事後告訴我：「師父說，他看到你那天來參加聚餐時，氣色不很好，腳步沉重，就知道你一定會來跟他學習氣功。」

當時，因為翻譯工作經常日夜顛倒，所以，身體很多毛病。據好友莊昭龍中醫師的觀察：「只見鄭先生：面色暗黑、兩眼眶微內陷，眼胞色暗青，髮禿半白，眼神暗而無光，身體稍瘦削。背微弓，兩腳步履沉重無力，老態之象儘現。」

等到練功一段時間身體開始好轉之後，我的岳父張連水先生才跟我透露：「你還沒跟郭大師練功之前，好像是一盞正在逐漸熄滅的燈。」

初學動功

回想當年，郭大師親授「神龍棒法」：兩手輕輕握著神龍棒的兩端，擺出弓步（女生則採用丁字步）的低身功架，將神龍棒放在膝蓋後方的委中穴，沿著大腿內側由慢而快，逐漸加強力道，從委中穴拉至會陰部位，不斷的來回拉動，並講解撞擊膝後與會陰的要領，直到我了解操作方法為止。當下，郭大師還將此神龍棒送給我，並說：「有空，就先練練這一招吧！」郭大師親自教功的那一幕景象，至今仍然令我印象深刻。

從此，這根神龍棒就一直跟著我，有空就練，越練精神越好。現在，我終於了解神龍棒這一招的奧妙之處，那就是沿著腎經經絡路線拉動、鍛煉並強化身體的能量。因為「腎為先天之本」，強身第一招，當然從強腎著手。

爾後，我也開始學習整套「汾陽氣功五行八步六十四式」的動功功法。每次上課之後，回到家裡便一招一招的拆開來練，每天就單純習練一招一式，慢慢的也把全套功法學上手了，全部做完需要一個多小時；甚至還深入探討每個招式與身體某個臟腑功理的關聯性何在。所以，也慢慢涉獵中醫經絡學，了解穴道的作用。

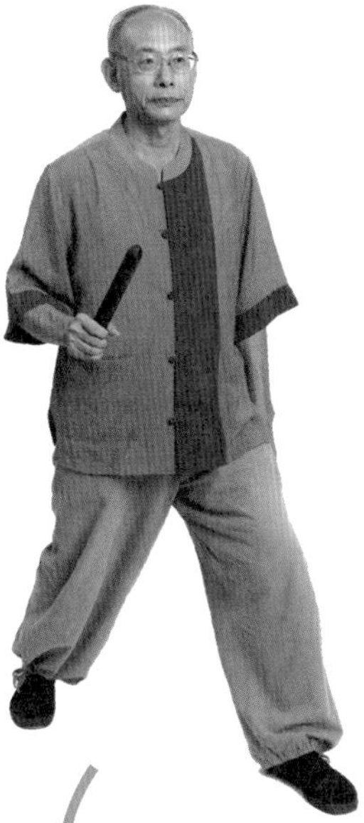

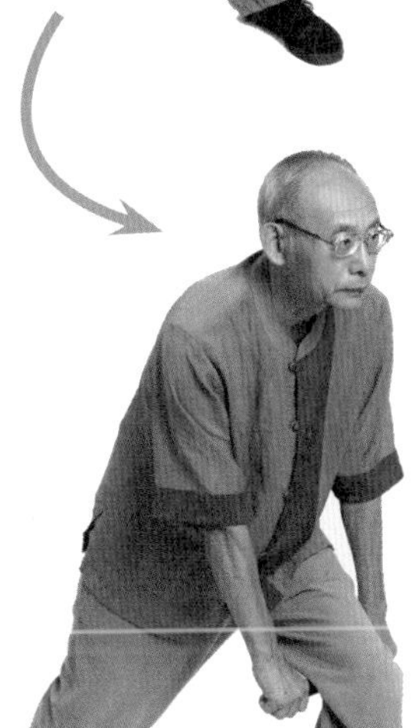

神龍棒法
（男生採弓步）

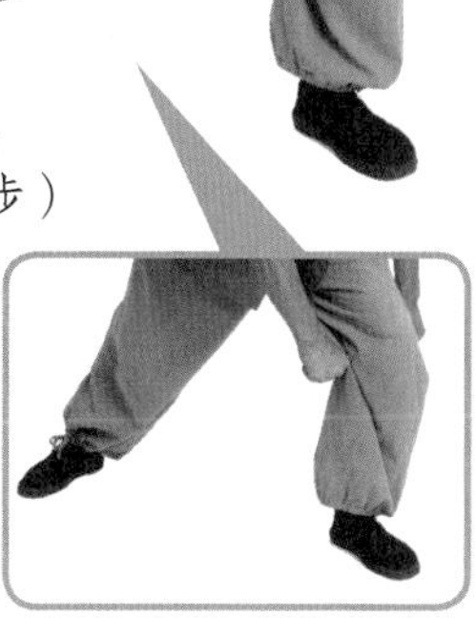

女生採丁字步

再學靜坐

我又挪出部分時間跟著郭大師學習「靜坐內功」，記得，第一次上「靜坐內功」時，郭大師伸出他的左手來，一面把左手平舉向前伸直，手掌豎起，手心朝前，並要求我們跟著做同樣的動作，一面說道：「氣到手——，氣到手——」、「手心轉一轉，手心轉一轉。」

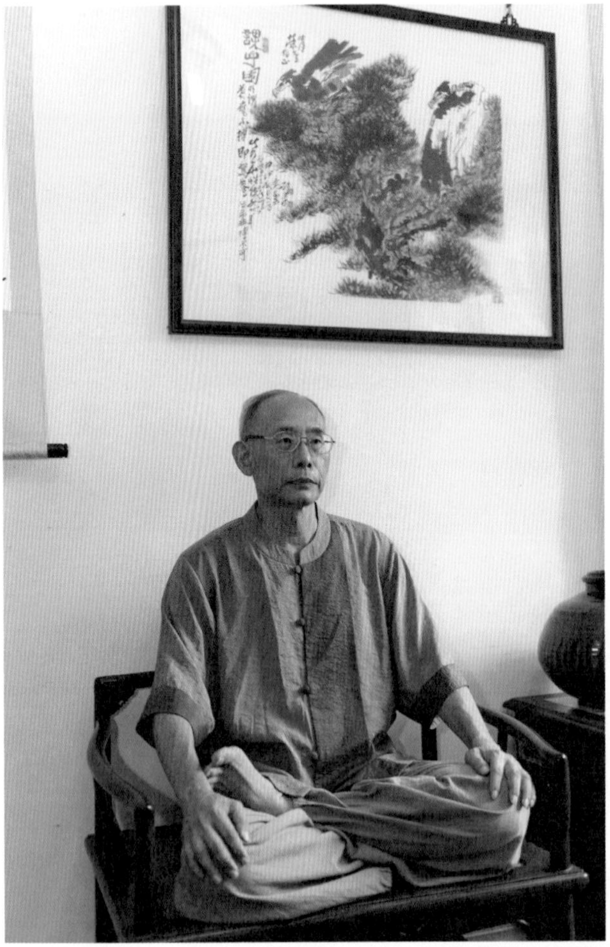

靜坐

那個當下，我兩手的掌心並沒什麼感覺，並未覺得有「氣感」在手。但是，郭大師的聲音如洪鐘，我相信這個動作，就是師父正在將他的體內真氣傳到我們的手心。

經過一年多的勤練之後，我終於有了感覺。後來一上課，郭大師大聲說：「氣到手——，氣到手——，手心轉一轉——，手心轉一轉——。」我的雙手掌心也桴鼓相應，有一股氣在轉動，此時終於叩關進入氣功的堂奧。

學習氣功一段時間之後，我跟郭大師表示想寫一本關於「郭家汾陽氣功」的書，隔沒多久，郭大師就將過去隨手所寫的與氣功相關資料交給我：「您拿去參考，您可以寫。」

我如獲至寶，有空就拜讀郭大師的練功隨筆，那種美好的感覺好像取得了武林祕笈。開始研讀那些資料時，有些部分讀得模模糊糊，因為有不少穴道（關竅）的名稱，我還不太了解，於是，更努力找中醫經絡學的專門論述研讀；一方面也更加緊練功的腳步，經常跟郭大師當面請益，郭大師也毫不保留的指點和鼓勵。有時候我問得較深入時，常常激發郭大師說出更多不輕易外傳的功法。

二〇〇四年，我幫郭大師撰寫的《郭曉晤長壽之道》由原水出版社出版，當時，九十三高齡的郭大師數度接受各大媒體的採訪，也在熱門時段上電視接受現場訪問，還在台灣帶出一波練功熱潮呢！

當時，我已經有四年的練功基礎，所以，整個人感覺似乎有用不完的能量，莊昭龍中醫也觀察入微指出：「此時的鄭先生：面色紅潤，白髮變黑，講話中氣十足，步履輕捷，肌膚光潤，握手時手掌溫潤柔暖，兩耳耳垂增長豐潤，儀態祥和，一派仙風道骨的模樣，兩道眉毛更長成『長壽眉』。」

隨著練功越來越投入，對於自己身心的變化也體會更深，因此，也更放心的用自己的能量（真氣）去幫忙家人和親友。

為母調氣

二〇〇五年間，母親的健康狀態逐日衰弱，眼看著母親元氣漸失，心中無限感慨與難過。我的氣功也練得更勤，心想如果我能將自己的能量灌給母親，該有多好！

奇妙的事終於發生，有一次，母親緊急送入醫院，我火速從台北趕回南部，走進病房看到面無血色的母親，當下，寧神靜氣，開始運氣幫母親調氣。大概過了一刻鐘，媽媽的嘴唇、臉龐，開始有了血色，逐漸恢復正常。

當時，鄰床的病患跟我說：「喔！原來她是您媽媽，剛才她進到這間病房的樣子，我完全認不出來。」這位原本認識我母親的鄉親舊識，等到我為媽媽調氣後臉色好轉，才認出她就是我的媽媽。

這位鄰床的老鄉親告訴我：「今天下午三、四點鐘，您媽媽進到病房的時候，整個人好像萎縮了、變小了，沒有一絲血色，現在經您這麼一調，總算恢復過來，像個人樣了。」

聽了這位老鄉親的描述，我的內心既酸楚又欣慰。酸楚的是母親逐漸油枯燈盡，欣慰的是我學了氣功，居然可以提供一些能量給元氣消逝的老母親。

母親住院那些天，我有空就幫她灌氣，她的白髮越顯得油亮，閃爍銀光，眼神更清澈，整個人的外型讓值班護士讚不絕口：「阿嬤，妳的頭髮白得好漂亮，還會發光，一閃一閃的。」

為病友調氣

後來，我常隨緣幫一些重病的人調氣。有一次，幫忙一位住在T大近乎植物人的年輕友人調氣，調理時，我發現他的雙腿偶爾會跳動幾下。當時，這位病患的母親站在旁邊，看得嘖嘖稱奇。

幾天之後，我再去探訪，一見面，那位母親就告訴我：「上一次，您幫我孩子調氣，當天晚上，他就排出大量糞便，醫院值班護士還一直追問我到底給孩子吃了什麼東西？我只笑笑跟她說，有一位氣功老師幫他調氣。」

讓我印象較深的一次，是在台中幫一位漸凍人朋友調氣，當我把雙手放在他的肚子上方，來回調理幾次之後，沒多久，這位漸凍人居然用眼睛向他的看護示意，想要排便。

那位看護不可置信的叫說：「哎呀，這是什麼功法？我也要學。」對於長期臥床的漸凍人來說，排便是很不容易的事。

經歷這些過程，更激發我深入去思考和印證「人體氣血活化」之後所產生的作用。而中醫理論亦指出：「氣為血帥。」也就是當氣血活化，人的新陳代謝也跟著強化，自身的免疫功能與養分的吸收和補充能力，都將相對的提高。而更在我自行練功後，加上隨緣幫人調氣的經驗中，讓我深深體會：「氣的作用」很不可思議，「發氣」可以幫助體弱氣衰的人一臂之力，讓他延燃生命之火。

之後，我又跨入佛學與禪修的領域，抽空聆聽聖嚴法師與梁乃崇師父兩位大師的顯密佛法，亦將練功與修心養性聯結在一起，修煉者貴在修心也。

郭曉晤師父於二〇〇六年往生之後，我更不敢鬆懈練功，自己經常對照以前上課的筆記，以及師父留下的資料，不斷的勤練師父在晚期傳授入門弟子的「靜坐內功」功法。終於練到「意到氣到、氣沉丹田、氣貫周身」的功境。

探名山，訪大川

多年來練功和隨緣教功，讓我認識許多氣功界的聞人，言談之中，了解練功者也必須探名山訪大川。

於是，機緣成熟時，便與友人到處旅遊，觀水索瀾，登山探源，臨頂望遠之際，順勢吐納練功，或站樁或行功，或就地打坐，吸取日月大地之靈氣。

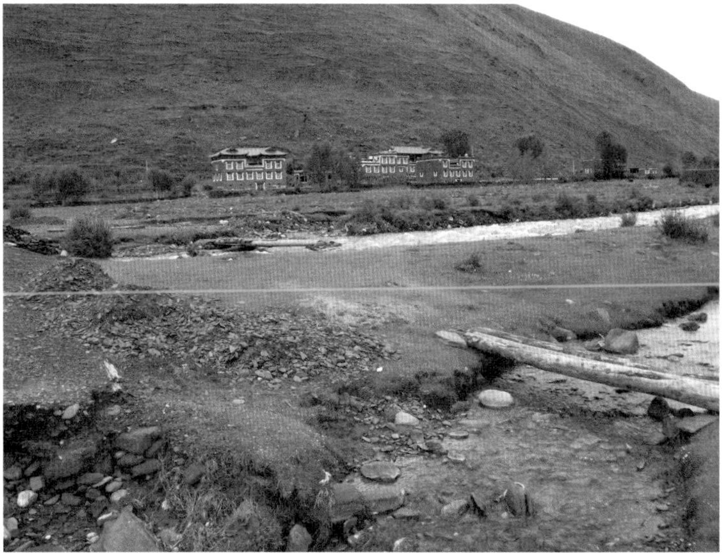

過午時分，饑渴之際，被熱情的藏人邀至家中作客，走過兩道用圓木頭隨意搭成的便橋，享受了一餐豐盛的犛牛肉、糌粑和酥油茶藏餐。

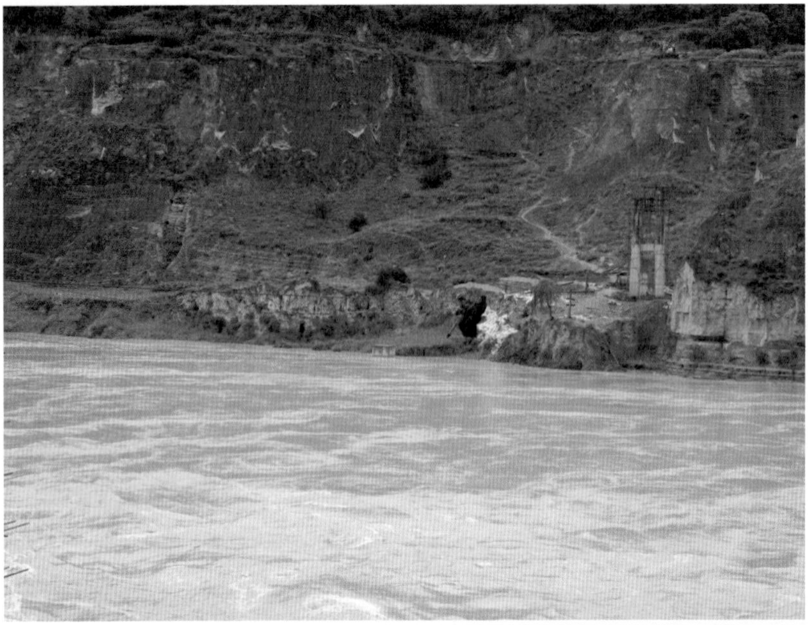

當地的藏人利用結構簡單的飛索，從滾滾洪流的金沙江橫渡而過，像是武俠片中的情景。

其中，我最喜歡的行程就是從成都出發沿著三一八公路，前往甘孜藏族自治區（前西康省），再轉下二一七公路前往雲南。途經雅安、天全、瀘定、康定、新都橋、理塘（又名高城，近五千公尺的邊城）、巴塘、得榮以及雲南的香格里拉、麗江、大里、保山和昆明。

長達三十多天的行程，在峨眉山巧遇了風雲變色、雷電交加的夜晚，帶給視覺無限震撼，每一陣雷響之後的瞬間，暗夜中的山林頓時大放光明，雷光照亮了山徑、小道、山嶺、房舍，連樹影搖曳都歷歷在目，隨之又陷一片漆黑，時明時暗，大地彷彿上演精彩的大合唱。

途中，也曾在雨中行車時，看到溪水石上流的奇景，車道旁激越的溪流，似乎即將衝面而來，更見識了藏人利用飛索橫渡金沙江的驚險，也曾在饑腸轆轆時被藏人邀至家中作客，品嚐氂牛肉、糌粑和酥油茶，倍感溫馨。

我深深感覺那一趟完全投入大自然的旅程，是一種自我體能檢查，也是舒適自在的自我療癒，具有「氣補」的作用。儘管旅途艱辛顛簸，從飲食習慣到高山氣候變化，都需要很快的加以克服適應。但是，走完行程時，精神更清爽，步伐也更輕快。

最難忘的是，在海拔四千多公尺的理塘安然度過一夜之後，我對自己的體能更有信心。當下，更感念第一位指導我學習氣功的郭曉晤大師；如果不是曾經跟他練功，我可能會膽怯，不敢深入邊疆藏區，穿梭在高山縱谷的森林雨霧中。

因為練了功，讓我走得更遠，敢於深入邊疆地帶的溪澗山谷，氣定神閒的徜徉在山水天地間，俯視著激流滔滔的金沙江，遠眺那千曲萬折蕩氣迴腸的大渡河，飽覽沿途藏族和納西族的純樸民情。邊走邊慶幸，對郭大師的感念之情也更深。

發揚汾陽氣功以報答師恩

飲水思源，感恩之餘，我想報答師恩的方式，就是將郭曉晤大師當年傳授的功法發揚光大。因為郭大師生前有一個大願，就是：「希望汾陽氣功能傳遍五大洲、三大洋。」

多年來，凡是遇到願意學習氣功者，我均傾囊相授。更體悟古賢所謂「大道至簡」的道理，功法越簡單，越是上乘功夫，而郭曉晤大師所傳的功法，深入淺出，即上乘之功夫也。

我非常慶幸遇到這麼一位有德行、有真功夫、又不藏私的師父。由於郭大師當年的殷殷教導、愛護和信任，讓我了解氣功是怎麼回事；因此，懷著感念師恩的心，特將個人所學的練功理論與實踐，獻給所有想要練功的大眾。

獨樂樂，不如與眾樂樂，希望所有的練功愛好者不吝指正，共臻練功與養生的美好境界。

最後，我要特別感謝內人張玉珠在寫作期間協助文稿的訂正，同時，也謝謝同門道友張月仙小姐的大力斧正。原水出版社的編輯部團隊林小鈴、潘玉女、羅越華、王維君更投入全部心力，力求完美；亦師亦友的練功高手陳奇瑞、湛若水、鄭真、許富義、周智明、許峰賓等人惠賜推薦文，以及蔡奇秀、林良珠、林柳足等人的練功見證，更增添這本書的光采與豐富性，這些善緣，令人感念不已。

鄭清榮

記於新北投靜書齋

二〇一三年九月

第一章 導論 練功生活化

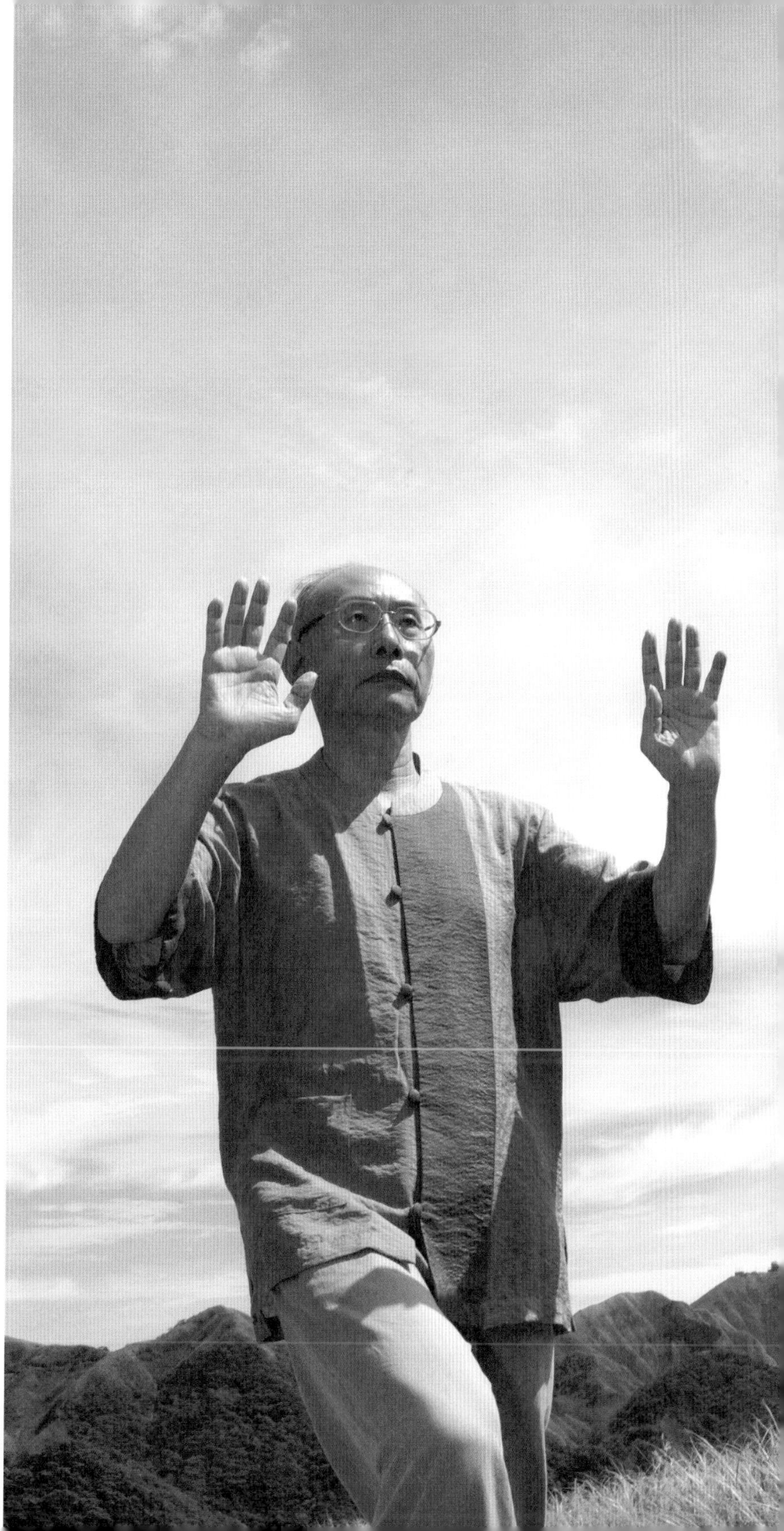

第一節　學習養生之道：立志為先

晉朝養生大家葛洪有言：「夫求長生，修至道，訣在於志，不在於富貴也。」意思是說：「求取延年益壽，修煉至高無上的氣功功法，關鍵在於立定學習氣功的志向，而不在於富貴與否。」自從十多年前跟汾陽氣功傳人郭曉晤大師學習氣功以來，便和氣功結上不解之緣。

立志使身心靈平衡

如今，練氣功早已成為日常生活的一部份，每次走入大自然，不管站在山頂或在瀑布旁，也不管行走於林蔭深處或空曠草原，我都會不自覺的比劃幾招功法、活動筋骨，或就地打坐，讓樹林中的芬多精和溪澗的負離子，充滿全身。

除了走入大自然練功，我也常常和一些氣功好奇者和愛好者交換練功的心得與問題。我觀察有些練功的人，上課期間大都會認真的練習，甚至回家也會比劃比劃。但是，等到一個學程結束之後，過了一段時間，一個人就提不起勁，不練了。

就練功而言，其實有意練功者只要了解基本氣功原理，便可以自行練功，最難是無法持之以恆。

因為無法持之以恆練習，所以，很多人半途而廢，浪費學費和時間而無法一窺氣功堂奧，實在可惜。

氣功生活化

古人所謂天上有三寶「日、月、星」，人身也有三寶「精、氣、神」。最根本的、最重要的就是先把身體鍛煉好。基於這樣的理念，我在二〇〇八年初（民國九十七年一月二十二日）自告奮勇結合一些練功同好，共組一個練功團體——水林氣功養生中心，為什麼這麼做？

其最大的原因是，藉由團體成員的凝聚力，以維繫一起練功的熱情和堅持，進而打破一個人單獨練功的惰性。這個團體並以追求身心健康、恬靜養生作為共同目標。

這個團體自從第一次大家一起練功以來，至二〇一三年六月已經進行了二十五期。其間，曾經辦過一次十天期的練功活動，也辦過五天及七天的活動。後來，改為每年至少辦三至四次的二天期團練活動。每期一起來練功的人數，曾多達四、五十人，大致維持十多人。

六年來，我們一起藉著定期練功的機會，互相切磋，彼此鼓勵，定期檢驗自己的功境和身心狀態，維持不間斷練功的初衷，追求身心平衡的健康狀態。

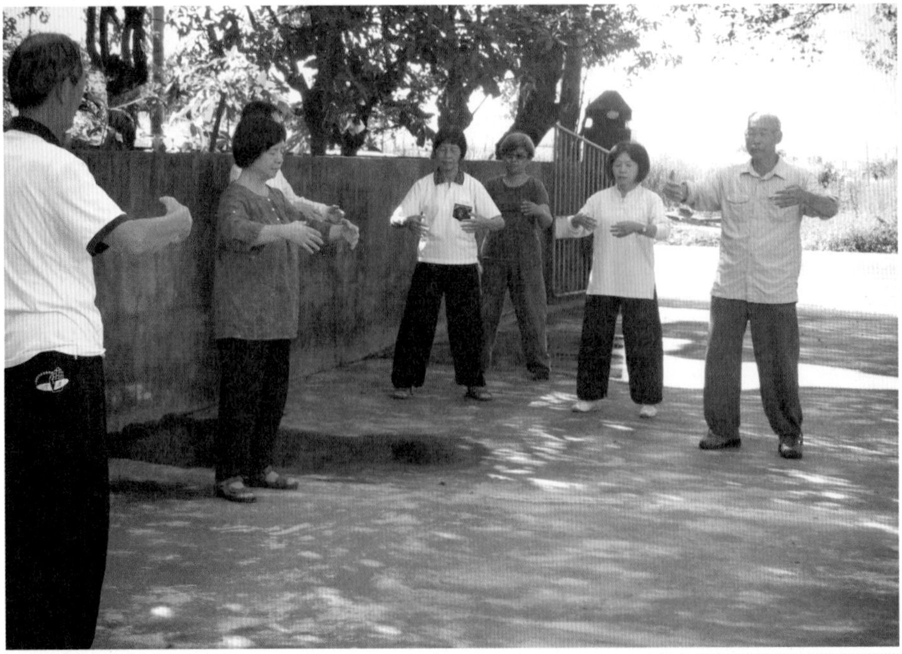

和團體成員一同定期練功，互相切磋、彼此鼓勵，追求身心平衡的健康。上圖為水林氣功養生中心學員的練功實景。（圖片提供／蔡奇秀）

練功貴在持恒，團練好處多

由於這個團體的成員很多是教育界人士或醫療人員，因此，每次聚會練功時，常常提到飲食安全的問題，並交換自行製作有機食品的方法，受此影響。我也更注意飲食問題，避免油炸、高鹽、高糖和冰冷食物。同時，也開始養成早上第一口先喝「溫開水」的習慣。慢慢地喝，不是像「乾杯」那樣。而是，一點一滴地啜飲，慢慢的通過喉嚨，並告訴「腸胃」要準備工作了，接著細嚼慢嚥簡單的早餐。

我認為，所謂的「美食」也許太精緻了。能免則免，經常吃「美食」，無疑是跟自己的身體過不去。只要是當令的、新鮮的本地食物，都是好食料，本地食物不會輸給「進口」食物。

我也不吃瓶瓶罐罐的所謂「健康養生食品」。有一位名醫曾經說：「好好的人不必趕時髦吃健康食品。」一天天粗茶淡飯，細嚼品味；十多年來，我的健保卡非常乾淨，出遠門也不必隨身帶高血壓、糖尿病的藥物，一個月的海外長途旅行，或是高山旅遊都不成問題，這或許可以當作練功有用的見證吧！

除了飲食安全，我也將關注的範圍擴展到衣、住、行、育、樂方面。原則上，衣著方面，時時注意季節更迭與氣候變化，隨時增減衣著。住的方面，隨遇而安，坐臥自在。行的方面，養成登高望遠的習慣，但量力而為，行於所當行，止於所當止，不一定非要攻頂才可。育樂方面，走入大自然，道法自然，把大自然當作身心安頓的最佳處所，賞花賞蝶，賞雨賞雪，訪名山大川、走鄉路野徑，一切皆宜。

基於團體練功帶給我的這些深刻體證，如果您也想維持身心健康的狀態，我誠懇的給你一個建議，最好參加一個定期練功的團體，或是跟一些練功同好、同道，共組一個小型的練功小組（三、五個人也無妨），定期聚會練功，照表操課，交換練功心得，彼此打氣、切磋功境。

充實經絡學和人體結構學

如果您想練出一身好功夫，我認為也必須多了解人體的結構，從解剖學著手，由經絡學切入，用比較嚴謹的態度，多了解自己身心靈的層面，這是進一步學習氣功的準備工作。如果不了解身體結構，又欠缺經絡學的基本概念，想要深入氣功堂奧，可不容易。

當您考量日常生活的優先順序時，或許可以問一問自己希望達成哪些目標。追求健康、工作、友情、深造、賺錢、美食等等都無妨，但是，哪一樣是最根本的呢？

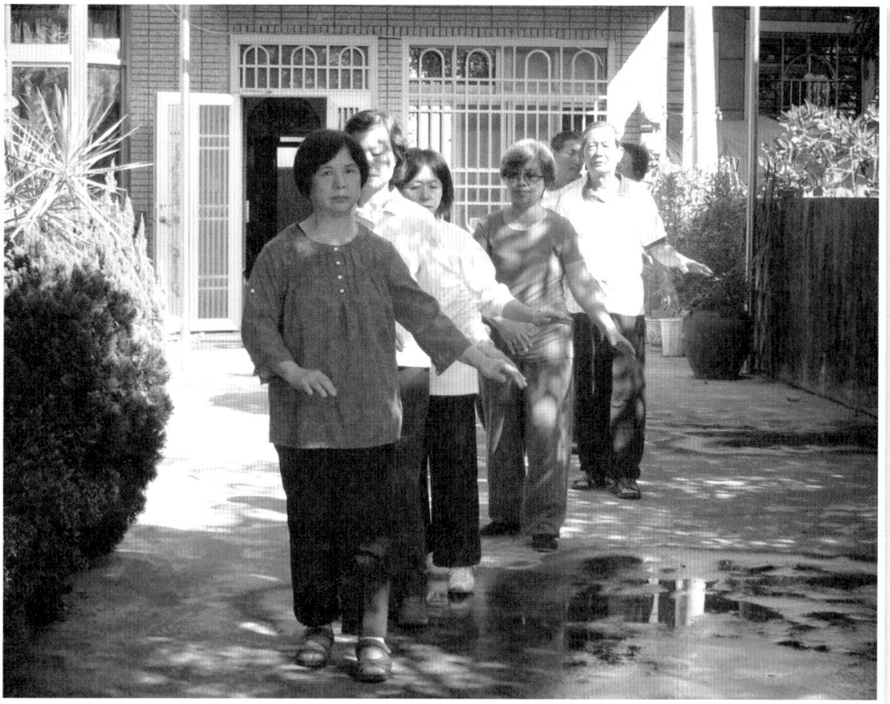

無論是想減重瘦身、培養新興趣、保持健康或舒壓，最好的方法之一就是練功。圖為學員一起練習行功的情景。（圖片提供／蔡奇秀）

想要有效的減重瘦身，想要養成運動的好習慣，想培養新的興趣，或甚至想要減少工作上的壓力，這些都是現代人的心願。而實現這些心願，我認為最快速的捷徑就是儘快加入練功的行列。

第二節　從頭開始

有氣真好，有氣最美

練氣功，已經是現代人追求健康的一股潮流。練氣功，不只練身體的外形，更重要的還要深入心靈深處，即練到身心時時保持虛靜恬然的境界。

學習的成本

花一分鐘的時間

溫馨的叮嚀

許一個諾言：
從今天開始，每天一定找個時段練功，修心養性。

學習的效益

健康在望

我的氣功入門師父郭曉晤大師常說：「我們郭家什麼都沒有，就只有功夫：練武術的方法、練養生的、練內功的，什麼都有。」

郭曉晤大師是山東省烟台福山縣人，也是唐代名將汾陽王郭子儀的後裔。郭子儀所傳的郭氏功法，又名「汾陽氣功」。郭曉晤大師從小即跟隨其祖父與父親學習「汾陽氣功」。郭大師曾經表示：「我們郭家歷代祖先很多人曾出任國防官職，擔任武狀元的監考官，所以，我們家族也記錄了其他各門名派的功法。」

郭曉晤師父的祖上出了許多名將，明朝忠臣武將郭宗皋即是其中之一。明世宗嘉靖八年，郭宗皋登科進士，選庶吉士，後任刑部主事。升為監察御史。晚年，郭宗皋仍獲得重用，出任刑部右侍郎，改兵部右侍郎。後又升任南京右都御史，又改南京兵部尚書，參贊機務。

明嘉靖十二年，大同兵變，郭宗皋上書「星疏論」，敦勸明世宗「惇崇寬厚，察納忠言，勿專以嚴明為治」而招致世宗大怒，下詔獄，杖四十釋放。被抬回家養病，此時，他改良郭家功法，並創新「郭家站樁功法」。

由於「汾陽氣功」的傳承淵遠流長，因此，當年上課或課餘聆聽郭大師言談時，總是感覺彷彿有學不完的功法和功理，健身修心，兼容並蓄，並了解到氣功真是浩瀚的學問。

當您用心細讀本書，您將從書中獲得「汾陽氣功」功法與心法，但願有助於您的養身與養生，讓您活出健康、活出快樂和幸福。

方法？」

此時此刻，您閱讀這本書，我猜您很可能在想著：「我要如何從這本書獲得把身體練好的方法？」

把自己的身體練好，其實，隱藏著非常多的意思，譬如，比較消極的想法：「我目前備受疾病的威脅，還能練功治病嗎？」比較積極的：「我想讓自己變得生龍活虎，強壯勇猛，可能嗎？」或像許多上了年紀的人深藏內心深處不太想說的話：「我只求輕鬆的走，不要老年之後，既活得沒有尊嚴，又死不了！」

有人說：「就算是神醫也難治當前千奇百怪的疾病，自求多福吧！不怕死的，天天賴在床上，或癱在電視機的前面。想活得有尊嚴、想健步如飛、身輕如燕的人，請多動一動您的身體。」我覺得這種說法沒錯。

既然有心要活動了，同樣都是活動，那麼，請您依照「學習氣功的基本架構」來練功。

口傳心法

練功要取得師父傳授的口訣，郭曉晤師父生前一再表示：「所有的功法都有口訣，得不到真傳的口訣，千萬別胡來，瞎練盲練，早晚會出事。」

郭大師所謂的「口訣」，指的就是師父所親自傳授的修煉方法。各門各派的門規都一樣：「非人勿傳。」意思就是說，您不是我的門派的人，對不起，「口訣」不傳，這是氣功傳法的普遍道理。

入山看山勢，出海看風勢。那麼，練功呢？您也得了解「求道」的大原則。

正如晉朝養生名家葛洪所言：「**凡學道當階淺以涉深，由易以及難，志誠堅果，無所不濟，疑則無功。**」

葛洪的意思大致上就是：「凡是有心學習氣功修煉之道的人，應該由淺入深，由易到難，只要拿定志向，心意誠摯，沒有不能成功的。如果心中有所懷疑，就不會成功。」

此外，葛洪還提到：「**非誠心款契，不足以結師友。又未遇明師而求要道，未可得也。**」

這句話的大意是指：「若非誠心實意，意趣相投，不足以結成共同學習氣功修煉之道的師友。而且，未遇到高明的師父而希望掌握關鍵的修煉方法，那是不可能的。」

從葛洪短短的二三句話，可以歸納出幾個重點：

一、**練功的方法要由淺入深，由易到難。**練功是一步一腳印，循序漸進的功夫，有一定的階梯，盈科而進。

二、**慎選師父。**沒有明師的指點，不可能學到關鍵的功法。

三、**修煉的過程，要有師友協助，**而且，除了意趣相投，對待師友之道，應該彼此誠心實意，不得失禮。

所以，練功之前，一定要慎選師父。沒有真功夫的、沒有德行的、重財輕義貪名重權的，避之為宜。找師父學氣功，不要昧於「聲名」。

好師父也會慎選徒弟，得英才而教之，人生一樂。所以，好師父看到正派的學生一定會認真的傳授教導。同樣，您想學習真功夫，自己也要長慧眼，不能一廂情願追求「名師」，以免人財兩失，最後身心俱疲。

練功，尤其「心法」這一部分，真的不能蒙著頭自己來，非得找對一位有良心有德行又有真正功夫的指導者，否則，有空就散散步、慢走或游泳都無妨。

修煉持之以恆，必有所得

以下這幾句話，是我多年來自己練功、教功以及觀察練功學員的心得，或許值得有志於練功者，在練功之餘，多加斟酌、細細體會：

「偷懶和惰性，是一般人練功沒有心得的重要因素之一；天道酬勤，一旦您堅持勤奮練功，只要突破了臨界點，也就是當您深刻地感覺體內有一股能量（氣，或所謂的「炁」）在流動並通達全身時，您就能感受到身心豁然開朗的一刻，也能同時了悟許多道理，對於人世間的事事物物，更能淡然看待。」

練功，跟從事任何行業和工作一樣，不能「太懶惰」！

一勤天下無難事。郭曉晤大師生前一再反覆叮嚀：「功到自然成！」

練功除了不能「太懶惰」，有志於此道者也要多研讀一些與養生修煉有關的「古典養生名著」，譬如晉朝養生名家葛洪的著作《抱朴子》。

練功之餘，多抽點時間認真研讀養生的經典名著，好好的研讀幾段，摘得一兩句打動您的話語，絕對讓您終身受用不盡。

練功有得，更要滌除嗜欲

此外，當您練功有所突破並體會到氣貫全身之後，可能會面對更大的考驗。此時，更要留意修養身心、重視道德操守的問題。

正如葛洪所言：「**學仙之法，欲得恬愉澹泊，滌除嗜欲，内視反聽，尸居無心**」，其大意就是：「氣功修煉的方法，在於要求心情恬靜、歡愉、喜悅，對名利澹泊，排除世俗的嗜欲和雜念，專心一致，反躬自省，靜居而心無旁騖，任其自然。」

人間走一回，別惹是生非。修煉的方法，除了要求身心寂靜，忘記自己的形骸身軀，也要求博愛眾生，普及一切生靈，不要危害活著的生命。

郭曉晤師父生前經常期勉門下弟子：「修心養性的功夫越高，功境就會越好，功力也會跟著不斷提升。練功的人，更不能發脾氣。」

所以，對有心養生的人而言，最不可缺少的第一項就是承諾（專注的默念一遍黑體字）：

讓我從頭開始，給自己一個承諾：

我要活得健康！

透過定期定點的自我修煉，

淨化自己的身心靈，並增強能量。

最後，祝您午安（晚安）。明天請早，我們將一起練功，進入第一個課程「學習氣功的基本架構」。

溫馨提醒

- 準備兩、三套寬鬆的衣著，顏色深淺隨意，但不宜透光。
- 一雙平底功夫鞋。
- 一條乾毛巾。
- 一罐裝溫開水的瓶子。
- 個人隨身必需品（防蟲軟膏、萬金油、香精等）。

進階思考問題與題解

《千金翼方》有一句話：「淡然無為，神氣自滿。」，是給練功者最大的建言，為什麼？

唐朝養生醫家孫思邈在《千金翼方》卷二十的《養性》篇指出：「一個人能做到淡然處事，清心寡欲，其精神氣自然飽滿。」台北某大型教學醫院的中醫門診入口處，就有這句養生名言，可見其重要性。

「神」是生命活動的主宰，得神者昌，失神則亡。當一個人的心神清靜，面對任何風風雨雨、是是非非，都能淡然處之，那麼，內心就能保持平靜，神氣也自然充足飽滿。因此，練功的人在修煉之際，也要注意個人涵養，凡事淡然處之，維持身心靈統一，一定可以提升個人的練功功境。

第三節　學習氣功的基本架構

「早安，您睡得好嗎？」

「睡得好，很好。睡不好，先去洗一把臉吧！我們要一起研究如何讓自己睡得好的方法了。動一動身體，先用清水洗一把臉吧！」

流水不腐，戶樞不蠹

所謂「流水不腐，戶樞不蠹（ㄉㄨˋ）」，這是描寫一灣水流若是不經常流動，那麼，這條水流必將阻塞，進而造成水質變質，甚至腐敗臭不可聞。其次，戶樞若不經常轉動，這一根作為門樞的木頭，也終將長出蠹蟲來，甚至腐壞不堪，起不了當門樞的作用。

我們經常引用這句話，來說明和形容一個人的身體和意識的優劣狀態。如果一個人的形體不常動一動，腦筋也不常用一用，那就難保健康長壽。

人的身體一旦不經常活動，體內的氣血就不流暢；而且，氣血若不通暢，組織器官就得不到應有的營養，因而身體的某些部位就會出現氣鬱的現象。中醫說：「通則不痛，痛則不通。」這裡的「通」字，就是講氣血通不通暢的問題。氣血通暢了，就不會有氣鬱的問題。

勤調息，動筋骨，除氣鬱

當身體有了氣鬱的問題時，不管出現在頭部、眼球、耳朵，或是在鼻子、胸部、腹部、或是在背部、雙手、雙腳等部位，這些部位（亦即細胞、器官和組織）的氣血流動就會跟著慢慢的停滯。又，由於氣血停滯了，於是進而形成部分組織的阻塞，千奇百怪的疾病和症狀也就跟著接踵而至。

因此，除了定期的活動筋骨以活絡氣血，才不至於氣鬱阻塞之外。我們同時也要多多靜坐，常抽空讓自己沉澱下來，排除種種雜念，收攝心念，鏡觀自我，心靈常保空靈清虛的狀態，這也是降低壓力和預防疾病的必要的內修功夫。

有了正確的練功方法，才可能促進氣血的暢通，並達到心平氣和之境。這兩者是衡量一個人是否健康的重要指標，同時，也是我們練功養生的目標：身心靈健康，精氣神能量具足。

中醫理論指出：「氣血者，氣為血之帥。」

這個論點說明了：「人體可以藉由內在的能量（氣），去推動體內的血液運行。」而氣功的習練就是增強運用自己的意念以啟動氣機，讓氣血在體內流動時更為暢通的不二法門和捷徑。

要知道，一切學習都必須講究方法，同樣的，動靜氣功的修煉，當然，也有正確的入門方法。而「修煉」這兩個字，用在氣功的學習時，一則表示學習「修心養性」的「靜」功夫，一則著重於「經常習練」的「動」功夫，動功與靜功都不可偏廢，一動一靜，配合得宜，自然能延年益壽，否極泰來。

凡事必有一個起點，一個終點，以及一定的過程。

學習一切事物，如果能從「投入」（input）「產出」（output）與「經過的過程」（process）這三個層面來觀照；或是從「開始」（starting）、「結果」（ending）與「過程」（process）三個面向深入的觀察研究，那麼很多事理就能豁然而解。

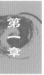

學習氣功的基本架構

開始

氣功是什麼？

氣功，即利用身體內在的行氣（靜坐）或軀體的外部動作（如按摩和動功），同時配合細、慢、深、長、勻、穩的呼吸吐納的方法，以達到身心清靜、心念單純、和諧寧靜的境界。

↓

過程

練功或修煉的方法如下：

- 站樁
- 靜坐
- 靜坐內功
- 動功（譬如：汾陽氣功、八段錦、形意拳、太極拳）
- 行功
- 按摩法
- 呼吸法

↓

結果（目的）

- 健康樂活
- 延年益壽
- 自由自在
- 了脫生死

學習氣功三大基本認知

一、氣功是什麼？

氣功，英文就是innerwork。

氣，是構成人體和維持生命活動的基本物質之一。人體的臟腑機能的活動，都靠著「氣」（真氣，能量）在運作。所謂「人命在呼吸之間」，人若斷氣，就是死亡。

而練功要練的「氣」，指的是練出體內的「真氣」，這種「真氣」與大自然的清氣有所不同，它可以存蓄在體內，就像一部發電機一樣，能產生能量。練功有成的人，一個念頭，就可以啟動氣機，帶動氣血流動，使全身的氣血通暢無阻。

就練功而言，「氣」，可以從三個概念來理解：

一個是「**先天氣**」，就是指父精母血結合，留傳給下一代身上的腎氣。

另一個是「**後天氣**」，由水穀之氣和天地間的清氣結合而成。水穀之氣，是指人吃進去的五穀雜糧和飲水所產生的營養成分。天地清氣，就是指人從天地之間大自然所吸入體內的清新空氣。

第三個概念的「氣」，就是「**真氣**」，大致上，必須透過修煉才會產生。真氣如何練？就是在「先天氣」的基礎之上，透過種種修煉方法，譬如靜坐或動功的功法，努力鍛煉出來的，正是《黃帝內經．靈樞》所說的：「**眞氣者，所受於天，與谷氣並而充身者也。**」這裡的「谷氣」，其實就是「水穀之氣」。「真氣」的特點就在於必須透過不斷的修煉，才能周遍全身，通暢無阻。

只有確實練功的人，透過實證才比較容易理解體內「真氣」的存在。

這種「真氣」愈練愈旺盛，可以練到以意領氣，意到氣到，意氣相依，並且周身運行。

一個人經過不斷的努力修煉之後；當大自然的清氣從鼻子吸入體內之後，就能與體內的「先天氣」產生最佳的結合，經過一番鍛煉之後，在丹田（丹田又可細分為下丹田、中丹田、上丹田，一般指的是下丹田）的部位會出現一絲氣流或是一股氣團似的熱流，循著體內固有的經絡路線（或稱生命體流線）行走，這一絲氣絲或這股氣團會慢慢的、悠悠的流動著，直至這股氣團遍行周身，身體彷彿不斷的被這股「真氣」按摩著。

「真氣」就是生命力的活水泉源。此外，這種真氣也能發於體外，作用於疾患，成為調理治病的一種手段。

功，指功課、功夫，也就是要用功，下苦功把師父教導的正確修煉的方法好好習練的意思。

氣功，簡言之，就是透過時時刻刻的鍛煉，以達到修煉身心靈，並充實能量的功法與心法。更詳盡的說，氣功就是：「利用身體內在的行氣（靜坐）或軀體的外部動作（如按摩和動功），同時配合細、慢、深、長、勻、穩的呼吸吐納法，以達到身心清靜、心念單純、和諧寧靜的境界。」

換言之，我們也可以這樣定義「氣功」：「是一種可以促進體內的真氣（能量）流動的鍛煉方法，也是讓體內真氣（能量）的流動運行更加平衡順暢，並提升生命能量的鍛煉法。」

不過，請您千萬不要以為練了功，就能保證身體健康沒事。且讓我們回顧一下養生寶典《黃帝內經》的說法：

「上古之人，其知道也，法於陰陽，和於術數，飲食有節，起居有常，不妄作勞，故能形與神俱。而盡其天年，度百歲乃去。」

這段話大意就是：「古代凡是能夠明瞭養生之道的人，他們的一切起居行動，處處都效法天地自然變化的規律，隨時適應其變化，也經常練功鍛煉以調養精氣神，同時也做到飲食定量，起居定時，不過度勞動身心，消耗精力。所以，他們能夠身體健康精神飽滿，活到百歲以上才往生。」

同樣根據這段話的論點，當我們進一步追問氣功跟養生的關聯性時，您不難發現一個不容忽略的養生道理：「想保持長壽健康，要從多層面的配合因素著手，譬如：順應大自然季節的變化，經常習練氣功的修煉功法，飲食要有節制，起居也要正常，身心不能過度疲勞等等。」

別忘了，氣功只是養生的一環。注重養生的人，千萬不能粗心大意，以為練了功，身體就一切OK，沒那麼簡單，還要維持生活作息的合宜性等等才行。

二、學習氣功的目的何在？

每個人的練功目的均不同。一般人練功的目的無非是為了達到精神飽滿，心情平和，春風滿面，健康樂活或延年益壽等目的。

但有些人則想得更開放：希望透過練功，能活得更自由自在，瀟灑的活，瀟灑的走，屆時，塵歸塵，土歸土。

當然，也有人希望能了脫生死，證入「色即是空，空即是色」的脫俗境界。

都很好，練就對了。

三、氣功的修煉途徑有哪些？

學習氣功的方法太多了，各門各派都有自己的門徑，譬如：站樁、靜坐、按摩拍打功法

（譬如穴道按摩、推拿、拍打）、行功、呼吸法以及各式各樣的動功。初學的人不管學習哪一個門派，一定要先深入一門，不要貪多。

練功養生的八點叮嚀

一、獨門功夫

各門各派都有獨自的特色，以動功為例，有汾陽氣功，即郭曉晤大師所教授之唐朝名將郭子儀所傳的功夫，內容包含汾陽氣功五行八步六十四式、神龍棒法、逍遙步、通靈功等，也有郭正道師父所傳的八段錦、或是王樹金大師所傳授的八卦掌、形意拳或是各家的太極拳（譬如：鄭子十三式、陳氏、楊氏一〇八式太極拳功法）。每個門派的練功方法均不同。所以，先把一門練熟之後，再學其他的功法。不宜一開始貪多，樣樣都想學，那就難以深入個中奧妙。

二、活動六大關節是重點

練功，如果能多了解「人體解剖學」和「經絡學」的基本知識，將更有助於提升練功的成果。尤其練動功者，更要特別留意與體會全身的六大關節的運動能力。這六大重要關節，從手到腳，從上到下，分別是肩關節、肘關節、腕關節、髖關節、膝關節和踝關節（見圖1）。每天把這六大關節的每個部位，勤快的動一動，搓搓揉揉，轉轉拍拍，就能打好練功的基礎。

各門各派的動功練法，絕對脫離不了以上述的六大關節為主，並加上脊柱腰骨與手足十指的深層與細緻的周遭骨骼與肌肉的運動。

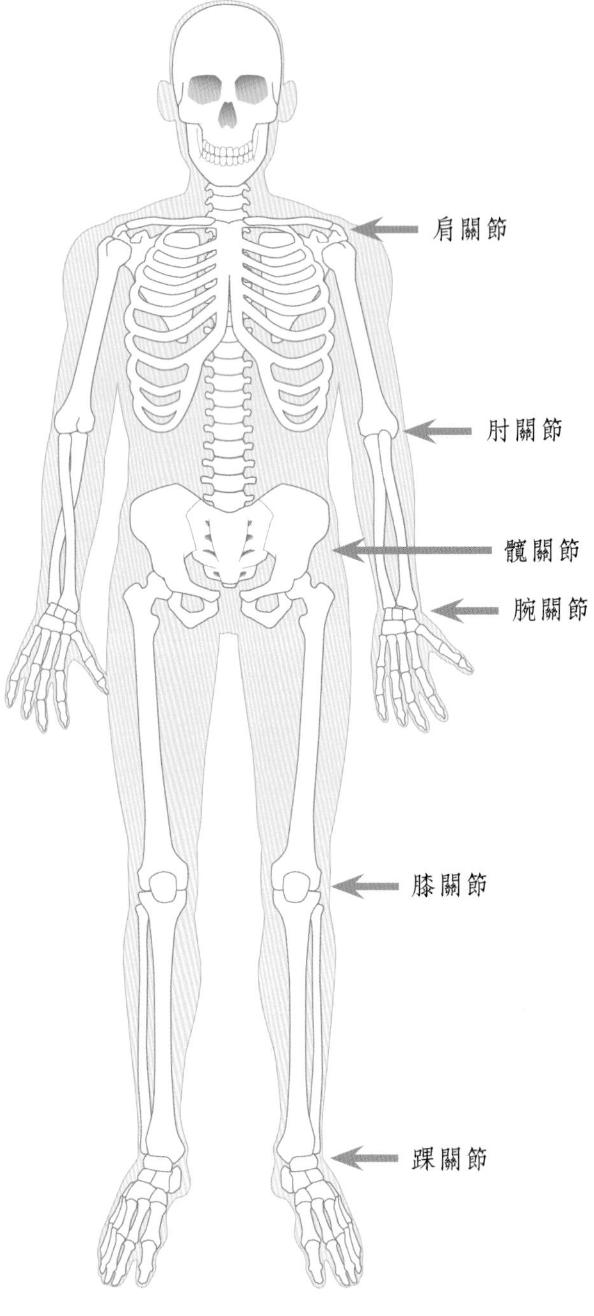

圖1　人體六大關節

三、以柔克剛

動功的習練重點：要多體會以柔克剛的道理。有心練氣功的人要記得：「用意與用氣，勝於用蠻力和硬力。」

四、練意與練氣

練功者要特別注意：練意與練氣，不可偏廢。

什麼是「練意」？「意」在此指意念、意識，也就是集中精神的專注力，譬如：靜坐時，把念頭輕輕的鎖定在身體的某一穴位（或關竅），這就是練意的一種。

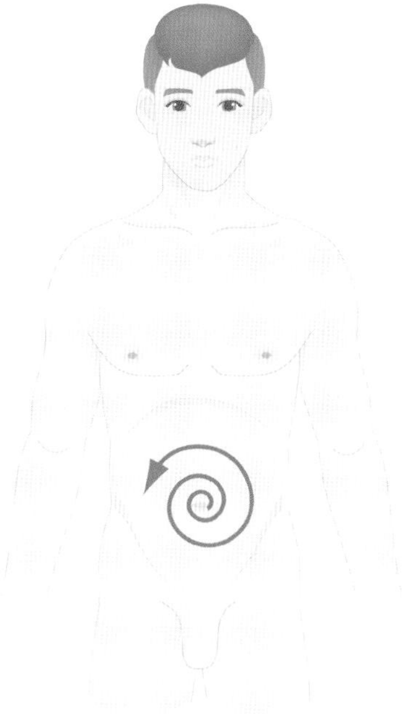

用意引導氣向逆時針方向旋轉

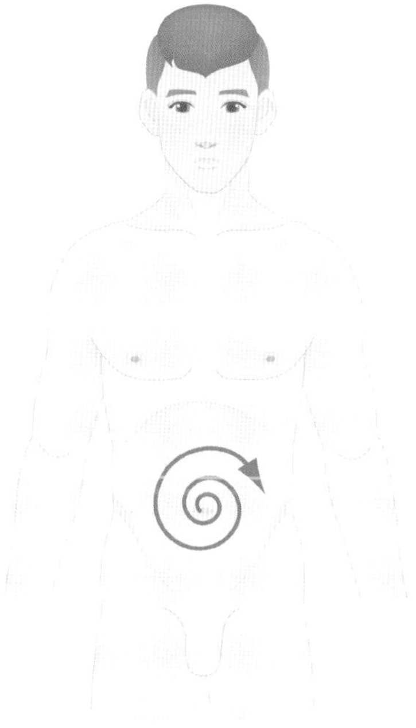

用意引導氣向順時針方向旋轉

圖2　練氣：將意念放在下丹田

至於「練氣」，「氣」在此指真氣。當您靜坐時，把意念放在下丹田（見上頁圖2），常年累月的修煉，有一天您可能會感到下丹田這個關竅不停的微微的一脹一縮，有一股氣在悠悠的旋轉。甚至，您還可以引動它，讓它隨著您的意念走動，您的心念要它左轉，它就左轉，您要它移動，它也會照著您的念頭移動方向，這就是練氣。

五、認識經絡學

有心練功者，也要了解一些初步的「經絡學」知識，請特別注意氣功界經常提到的穴位（或關竅）的名稱與確實位置。譬如：百會穴（又稱泥丸宮）、陰竅（又稱會陰）、膻中穴（中丹田）、下丹田（又稱黃庭、氣海、胎元）、尾閭、夾脊、玉枕穴（這三個穴位也叫做後三關）、湧泉穴。以上這些重要的關竅，您不能不知道。

六、研讀養生經典

勤練功之外，也要多研讀養生經典，閱讀參究古代養生經典，同時也加以對照印證之。隨著人生閱歷的增長，自然就會有更深入的理解，久而久之會悟出一些道理。

有志於高階氣功修煉者，須進一步自修研讀蘊藏著修煉指南的古典經典。現代人要讀第一等書，才能練出第一等功夫。

練功養生的進階經典如下：《老子》《莊子》《悟真經》《黃庭經》《易經》《清靜經》《心經》《金剛經》《六祖壇經》。面對這些與養生有關的經典，您不要怕看不懂，先挑您看得懂的一句話，反覆咀嚼，弄懂了，再接再厲，持之以恆，您一定會有所收穫。

七、一通百通

習練氣功的初學者不宜貪多，請先專心精練並深入一門功法，自可融匯貫通其他的功法，所謂「一通百通」。

八、天道酬勤

沒有不勞而穫的功夫，就像天下沒有白吃的午餐一樣。練功者，務必尊師重道。如果不覺得您的師父有什麼好功夫，請儘早另尋明師。一旦您想跟這位師父學習，恭敬師父是必要的，否則學不到功夫。

溫馨提醒

睡好覺再練功，千萬不能不睡覺還想要練功。今晚好好睡，明天，早點起床，我們起來站樁！

進階思考問題與題解

練氣功跟做學問一樣，也有一些必須了解的氣功專門術語，譬如：穴位（或關竅）的名稱：百會穴、命門、下丹田，或是修煉的專門術語，譬如：守竅、行氣、周天運行等等。您知道哪些氣功的專門術語？

無論如何，幾個重要穴位（關竅）的位置，您必須了解，這樣在練功之際，師父講解練功動作時，您才能馬上知道師父講的部位在那裡。面對這些專門術語，剛開始或許不容易完全了解，但是，隨著實際的練功修煉逐漸純熟之後，在您練功的當下，或許就能霍然頓悟其深義。

例如百會穴，乃位於頭部，當前髮際正中直上五寸處，或兩耳連線的正中心點上，敲百會可以預防中風，按壓此穴位，具有腦開竅，升陽固脫之效。

再如下丹田（或稱丹田），或稱為氣海，或胎元，或黃庭，名稱不一。位於肚臍下方一寸三分處左右的位置，即在肚臍後方與脊柱前方，前七後三的位置。這裡也是人體能量的總開關。

另外是修煉的方法、狀態和境界的氣功專門術語，譬如：行氣、守竅、周天運行和性命雙修等。

行氣（或運氣），就是指靜坐練氣時，就是運用念頭（意念），啟動身體內的某個穴位或關竅（譬如：下丹田）的真氣，讓它慢慢的、緩緩的、穩定的移動到下一個穴位。

在後面的篇章，還會介紹更多的氣功專門術語，都會言簡意賅的加以說明，希望能提升您對於修煉的熱情，並堅持不斷的練功實踐行動，達到延年益壽的目的。學習氣功專門術語，也不必急於一時，不急不徐的慢慢累積，有空多看一些古典養生名著，就會多所收穫，從這些古籍汲取古聖先賢的修煉經驗，必定有助於提升練功的成果。

第二章 站樁回春

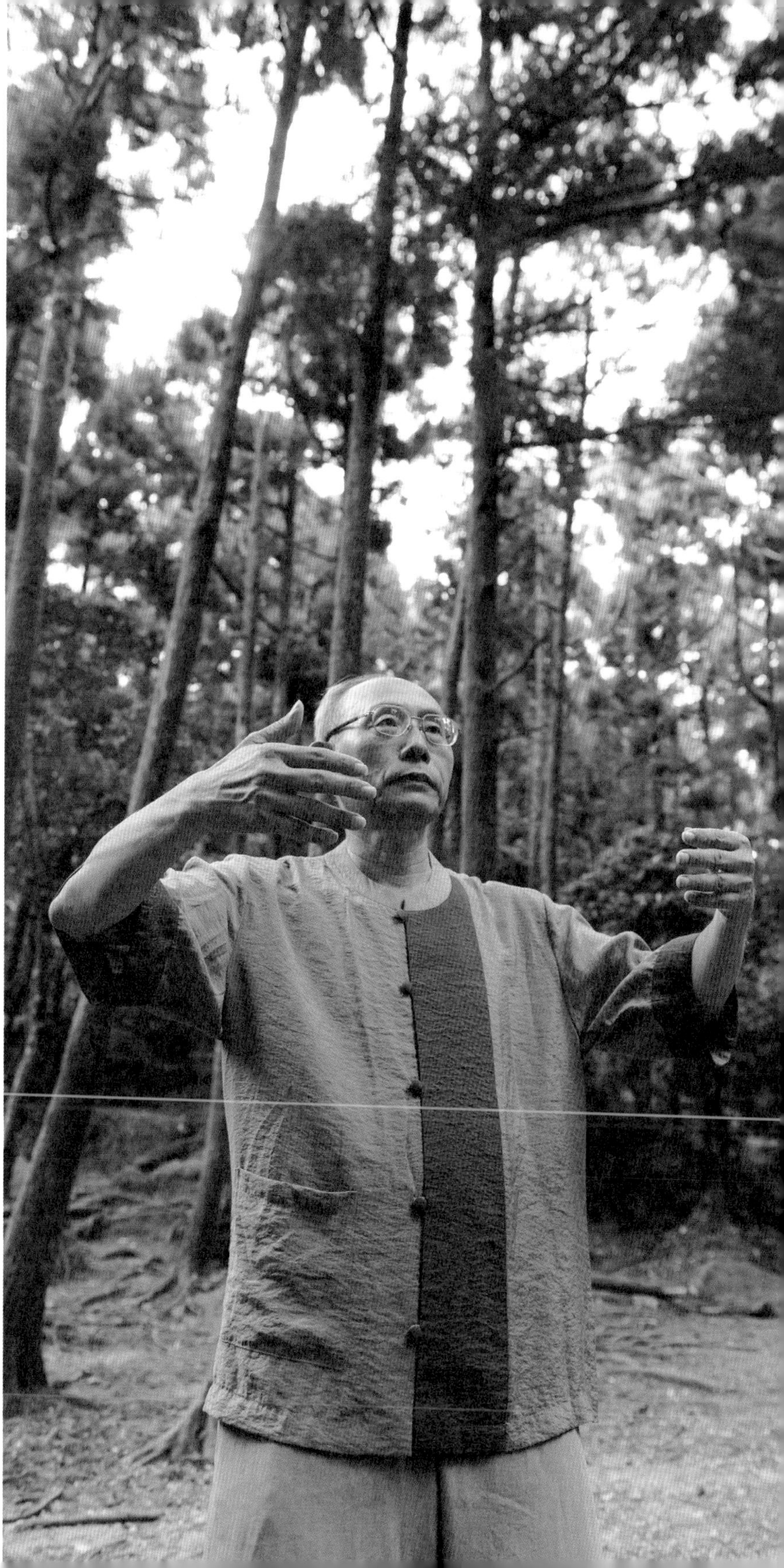

萬事起頭難。練功最不容易就是耐不住性子。如果能磨掉不耐煩的性子，就一定可以練功。幸運的話，很可能有機會登堂入室，體證氣功的奧妙。

練功入門的第一招就是：站樁。

學習的成本

剛開始，從每次站五分鐘練習，練到一次可站滿四十分鐘。
室內、室外都可以站。

溫馨的叮嚀

這是練功的築基工作，初練者不得要領，會覺得枯燥，但慢慢的練習，就能心平氣和的站，可迅速增強體力。

學習的效益

提振精神
健康在望

第一節　站樁的意義

站樁，又名回春功。記得當年郭大師曾經說過，有一次，一位七十多歲的老人家跟他練功，郭大師指點他要多站樁。後來，那位老先生果然非常認真的專心單練站樁功法，經過三個多月的百日築基，那位長者高興的跟郭大師報告：「我最近又找到女朋友了。」

郭大師描述這段練功效果的喜悅笑容，至今依然活靈活現浮在眼前，由於站樁的功能有強腎健身之效，所以，他說：「其實，我們也可以把站樁叫做『回春功』」。

站樁，既是練一切武術拳法的基本功，同時也是修煉養生氣功最常運用的一種練功姿勢。實質上，站樁就是以身體站立的方式在練功，表面上身體似乎不動，其實已經帶動身體內部的經絡更活躍，肌肉與骨骼也產生收縮和牽動作用，進而帶動氣血進行更有規律的活動。用英文表達，稱之為：a standing-meditation form。

站樁的架式和雙手擺放的方式，有各種不同的功架形式，在此，所介紹的是當年郭曉晤大師親自傳授的標準站樁方法，即一般人都可以適用的功架。

而原本郭家這門私傳的站樁功法，稱之為「五行八步站樁功法」，因為感念郭大師德澤綿長，因此，隨緣教功時，我經常將這種功法簡稱為**「曉晤站樁法」**。以下是曉晤站樁法的動作要領（最好站起來，一面看書一面自我演練一次）：

1 全身放輕鬆，立正站好，左腳向左移，兩腳的距離與肩同寬，膝蓋放鬆。

2 兩腳掌向外分開，稍微呈外八的形狀。頸部不要用力。臀部像坐高腳椅一般，似坐非坐，兩腿膝蓋微曲。

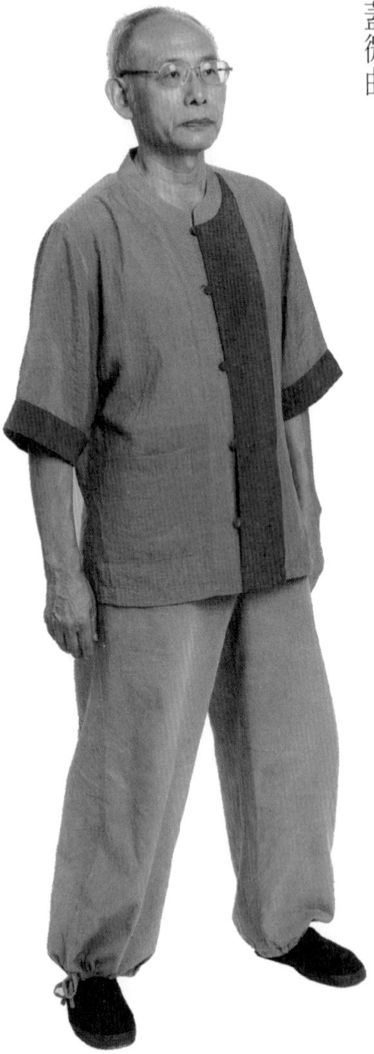

3 背部、頸部、頭頂正，上身保持正直，眼睛平視正前方，然後再輕輕的閉上雙眼，即眼皮輕輕閉合，目光內收。

4 舌頂上顎（又稱搭橋），或是舌頂在上牙床與齦肉交界處，唇輕合，口腔放鬆，不可用力。

5 百會穴（見圖3）朝天，使頭頂的百會穴直沖天際，當百會穴位於身軀中軸的垂直線上，即可接通天地之靈氣。

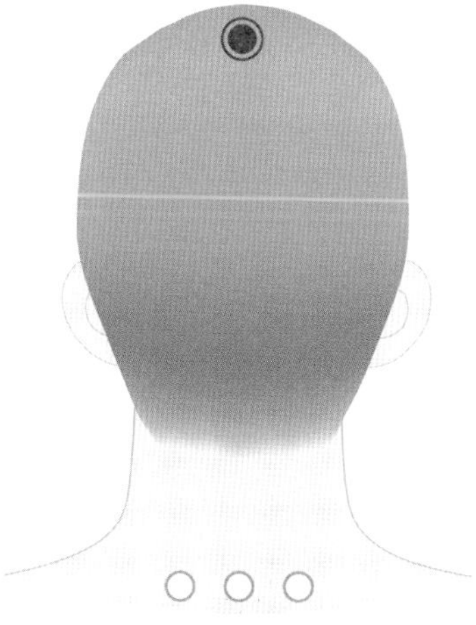

圖3

6 垂肩墜肘，鬆肩、鬆肘、鬆腕，這三個關節都要放鬆。

7 兩手慢慢抬起，左右曲肘一彎，環抱成半圓，腋窩要虛，雙肘抬平，兩手心與胸部的距離約一尺不要超過一尺二寸，雙手指尖相對，中指與中指的距離也是約一尺不要超過一尺二寸；五指分開，指間距離約一扁指寬，手指微曲，不可用力，使氣血暢通。

8

微縮小腹，小腹部位稍往內收，但不必用力，更不是勉強用力向裡收，以防偏差。

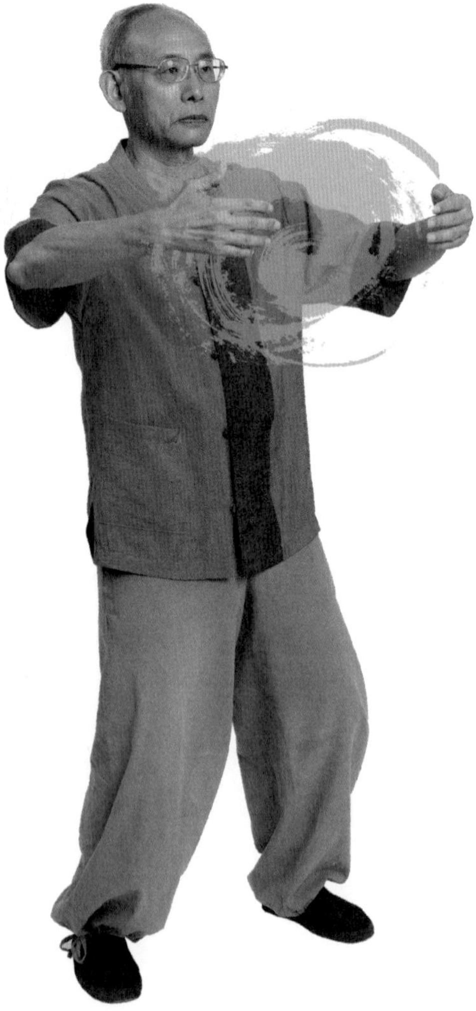

9

胸部不挺出，背部不後駝，保持脊骨正直而鬆緩。鬆腰，才能鬆「命門穴」（見圖4）。腰若不放鬆，氣就不能達到「氣沉丹田」的境界。

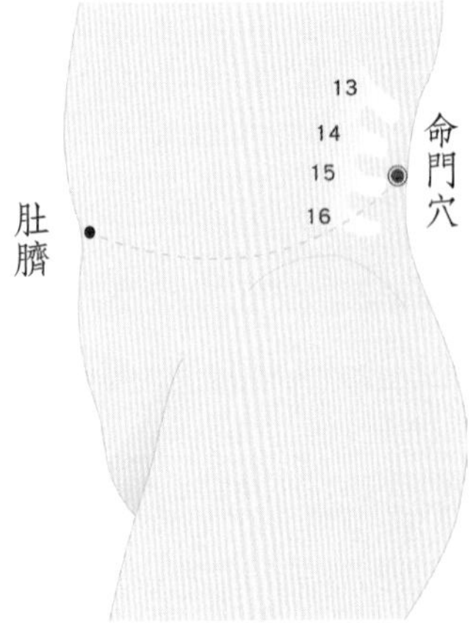

圖4

10 保持心安神定，全身徹底放輕鬆。大腦放鬆，排除腦海中的雜念最為重要。哪一個部位不能放鬆，就會影響那一個部位的氣血流動。

11 站樁時，想像環抱著一個圓球，不可把球擠扁，也不可讓球落地，兩手內臂環抱，似有外撐的感覺，維持「鬆而不懈」的最佳姿勢站著不動。

12 開始站樁之際，雙手環抱站立，頭擺正，**先做「提肛呼吸」六次，之後就改以自然呼吸**，一直站到收功為止，都不必再管呼吸，一切放空。

提肛呼吸法

吸氣時，用一點點意念將肛門慢慢的夾緊；吐氣時，用一點點意念將肛門慢慢的鬆開。肛門夾緊或鬆開的動作，不可以猛然用力，而是慢慢的提肛、鬆肛。

初學者剛開始可能不習慣，經過一段時間的練習和細心體會，能掌握到肛門微合、微鬆的感覺，就做對了。

第二節　站樁時的注意要項

一、站樁前避免飲食，可喝一杯溫開水

每餐飲食只適宜七分飽；站樁前，儘量少吃。譬如：晨起盥洗，解過大小便，喝一杯溫開水之後，就可以開始站樁練功。站樁結束二十分鐘才按照正常的食量進食。

午後或晚間練功前，也不可過飽，飯後三十分鐘才能練功。每次站樁練功後，最少要休息二十分鐘以上，才吃飯或做其他活動。

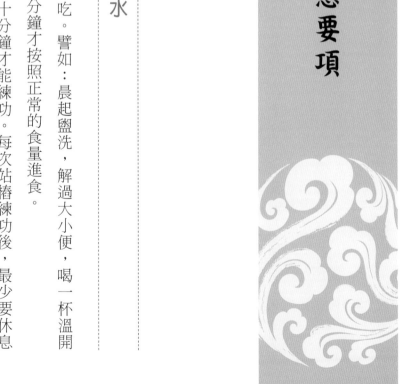

二、穿著以寬鬆為宜，保持氣血暢通

練功時，衣著以寬鬆為宜，更要鬆開腰帶、領扣、袖扣、錶帶、穿平底鞋（以布鞋為佳）、不宜穿高跟鞋或硬底鞋站樁，更不要追求時髦，穿緊身的衣著站樁。隨著季節的變化，適時增減衣著，以維持保暖、全身暢鬆的感覺，絕不要勉強自己抗寒，以免感冒。這樣做既可以保持身體的氣血暢通，又容易維持「入靜」狀態。（參閱第三章章第三節「再論行氣與守竅」）

所謂「入靜」，是指意識活動的寧靜狀態，也就是放空心思，念頭不起的練功狀態。也就是《老子》十六章所言：「**致虛極，守靜篤。**」這是一種心靈處在虛寂、清靜的和諧狀態。

三、居家站樁時保持空氣流通，光線充足柔和

居室的窗戶要打開，以維持室內空氣清新，光線充足柔和，光線不宜太亮或太弱。選定一個固定位置站樁，但是，風向以左右交流為宜，不要背站在窗口前，以免風刀直接從腦門或腦袋的兩個側面直接貫入。可以配合輕柔的古典音樂站樁，如唐琴、明琴樂器演奏。

四、戶外站樁時選擇大自然為佳

清晨練功時，最好選擇在寬敞、空氣清爽、有清徹流水經過，或有松柏綠意的地方最佳。避開在太靠近池塘或溪流的岸邊站樁，以免跌進水裡。而在陽台站樁時，務必要在有欄杆保護著的陽台上站，以策安全。

五、女性宜避免生理期間站樁

女性在生理期避免站樁，等到月事過後或月經量減少時再站樁練功。

六、專注、持之以恆，保持喜悅祥和的心情

站樁所要求的身體保持「鬆而不懈」和「入靜」，亦即清除雜念，身心清靜，深入寂靜的境界，當然不是一朝一夕就可以練成的，務必持之以恆，耐心苦練。

其實，在初練的前段時間，頂多也只是兩腳發抖、雙手覺得有點酸痛。但是，一旦打好了基礎，雙手就會像氣球一樣，似乎要飄浮起來的感覺，雙腿更妙，簡直就像兩柱木樁深深的紮進大地，雙腳會有與大地吸住的感覺，一點都不覺得苦。

練功講究「百日築基」，其目的就是要站得住、挺得過、熬得過。每天專注用心的練習，勤練百日之後，保證一定會覺得體能大有改善。

練功時，一定要保持喜悅祥和的心情，避免喜、怒、憂、思、悲、恐、驚等七情的干擾。就長期而言，練功不能三天打魚，兩天曬網。願意下功夫，用心多花點時間勤快練功的人，一定可以練出心得。

七、練功時辰以清晨五點至七點及晚上七點至九點最佳

每天清晨最好在五點至七點的時段，就站著朝向東方，享受陽光的沐浴（但不能眼睛張開直視著太陽），一面吸收朝陽氣，一邊享受站樁的寧靜。晚上站樁時，最好面對月亮的方位，在晚上七點至九點是最適宜的練功時段。

更理想的狀況，最好固定早上和晚上有兩個練功的時段，同時，站樁練功以一次達到四十分鐘為宜。因此，平日工作繁忙的人，可以在每個星期之中選擇比較有空檔的一天，早晚各站四十分鐘。若此，身體的老毛病可能就此消失。打雷或颱風天不宜站樁，因為天候驟變，打雷暴雨的聲音，容易引起身心的恐慌。

八、以達到一次站四十分為最高目標

剛開始，初學者的腰力和耐力可能無法負荷，身體的某些部位會有酸痛痲癢的感覺。所以，練習時間先以「每次站五分鐘」為主，等到感覺身體各部位可以承受之後，每隔一段時間，就可以自己延長站樁的時間，逐段增加（譬如，每兩個星期即調整，增加延長五分鐘，逐段加長時間），一定要持之以恆，「吃苦當吃補」的練，最後，以達到一次站樁達四十分鐘為目標。

站樁練功的果實甜美無比，如人飲水，冷暖自知。

如果患有慢性疾病或正在調理自己身體的人，站樁的次數和時間最好要多增加一些，譬如：早晨花二、三小時練，下午或晚間再多一、二小時，可以明顯的改善病情。至於，一般人至少每天或早或晚各站一次，每次維持在四十分鐘，站滿四十分鐘，即可「收功」休息。

收功，就是指練功結束時的一些後續動作，因為站樁一段時間之後，身體似乎僵在那裡。所以，站樁結束時，要做一些後續的動作，舒解僵滯的身軀。收功的動作，如：**叩齒**（把牙齒上下叩合數次，有益健齒）、**赤龍攪海**（用舌頭在牙齒外上、外下、裡上、裡下，輕輕的攪動，並將練功時出現的唾液鼓漱數次，再慢慢咽下去，能滋潤腸胃）、**摩腹**（兩手相疊，左手對準肚臍，右手搭在左手背，按順時間的方向以臍眼為中心，從內至外、由上而下，自左而右的按按摩腹部，繞圈三十二次。然後再按相反方向摩腹繞圈三十二次）、**擦腰**（用力搓熱雙手擦腰背下部數次）、**擦面**（將雙手掌相互擦熱，再輕輕搓擦面部數次）。（更詳細的收功方法，請參閱第五章第二節）

練功的時間愈長、次數愈頻繁，精神就會愈好。

不要問什麼時候才可以練到一次可以站到四十分鐘，只要問自己每天花多少時間在練功。一步一腳印，功到自然成。清清楚楚，也紮紮實實。

初學者在最初動念的那個當下，每次站樁練功前，要多自我勉勵：天行健，自強不息，天道酬勤。

必要時，不妨與勤快練功的同門師兄、師姊、師叔或師伯保持密切的關繫，一起練氣或彼此打氣鼓勵。

進階思考問題與題解

「入靜」是什麼意思？您有過入靜的體驗嗎？請您描述一下那種感覺。入靜與站樁或靜坐又有何關聯？

入靜，是指意識活動的寧靜狀態，也就是站樁或靜坐時，達到一種放空心思，念頭不起的狀態。也就是《老子》所言：「致虛極，守靜篤。」，這是一種心靈處在虛寂，保持清靜的和諧狀態。

當您專注練功到極致的時刻，就有可能練出渾然忘我的情境，整個身軀似乎有不存在的感覺；恍惚中，幾乎連聽覺也關閉了。

站樁或靜坐時為什麼要「舌頂上顎」，其道理何在？

站樁或靜坐時之所以「舌頂上顎」，主要在於站樁過程中會產生唾液，這也是內臟的生理反應，這種練功中產生的唾液具有豐富的營養成分，清香甘淡，沒有腥膩味道，這些津液是從上顎這個位置的兩個重要的穴位，即金津、玉液兩穴所釋出。

所以，當您站樁或靜坐時，舌頂上顎，就能貼近金津、玉液這兩個穴位處，更能刺激釋出津液，將這些津液慢慢吞咽下去，可以滋潤腸胃。

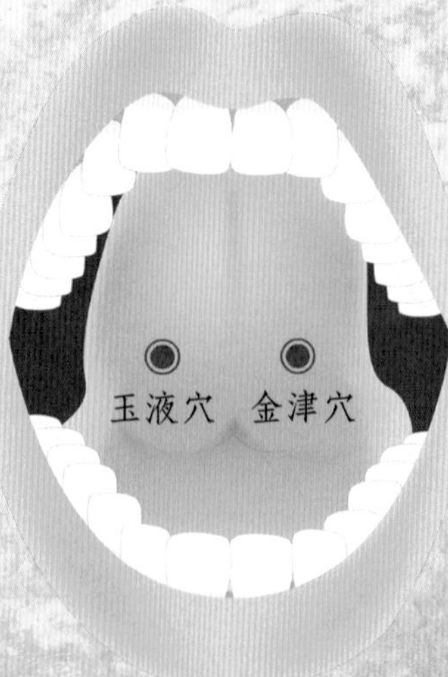

第三節　單練與團練的迷思

習練站樁的最初階段，可能會有「單練」或「團練」的困惑。單練，指的是一個人自己在練功；團練則指一組或一群人，不管是十多個或甚至百人以上同時一起在練功。

單練和團練孰優呢？由於這兩種方式都是處在練功情境，對一個已經深切體會到站樁妙處的練功者而言，在修煉效果上，兩者並沒有高低之分。

初學者團練磁場更大，且易於克服惰性

但對初學者而言，站樁是相當枯燥的。參加團練，會有助於克服個人的惰性。團體練功，會有一定的團體規範，同時，團練時群體的成員之間，也有一股強大的磁場存在著，在彼此餵

氣之下，比較不容易覺得疲累。

此外，跟著大夥兒一起練功，譬如，事前大家已約定好一次要站上三十分鐘。那麼，每個人就不敢自行打折扣。儘管站得有點累了，手也有點酸痛的感覺，雙腿發抖快要撐不住了，但在一起團練的情境下，大多數人都不好意思躲到一旁納涼。

因為，人人都有榮譽感，所謂「輸人不輸陣」。所以，團練時，您會想要多撐一下，看到別人還好好的站著不動，您不好意思打退堂鼓。此時，您會咬緊牙關，想著：「可要撐著點，別人能站多久，我也要站多久，別丟臉了！」

初學者團練有助於情緒穩定

單練，初學者剛開始練習站的時候，因為，是獨自一個人面對自己和適應周遭的環境，更重要的是，要獨自一個人面對「入靜」後的個人身心變化。在這種情境之下，初學者的情緒比較容易陷入不穩定狀態，雜念紛飛，心猿意馬，無法進入無念無思、無慮無我的境界。所以，無法平心靜氣站著，又因為無法久站，所以，體驗不到站樁入靜之後身體自然產生的那股熱脹力。

團練時，當一群人一起同時開始站樁之後，不管圍成一個大圓圈，或是排成縱橫交叉的列隊式站樁，個人的許多雜念會因為眾人聚在一起所產生的磁場作用而逐漸將雜念消除，所以，此時情緒也會比較穩定些。

功夫加強後應學習單練

隨著站樁的功夫愈來愈深厚，就要開始學習單練的時刻了，練到能獨自站樁的功夫時，這也表示您對自己的身體更有信心了，在這種情境之下，您很容易在站樁時進入無念的境界，深切的感到自己的身體出現一股溫溫熱熱的熱脹力在向外擴大展延。

此時，身體上的毛細孔也會有與天地呼應的感覺，天地的清氣與體內的真氣，隨時都在交換運轉之中。

這種身體內外交換補氣（補充能量）的感覺。有時是一種浮力，即雙手似乎輕飄飄要浮上來的感覺；有時也可能是一種阻力，即雙手往下按時，出現手心往下時被頂回來的感覺；有時，也會出現一股吸力，體外的清氣和體內的真氣彼此交流，有接通天地靈氣的感覺。

站樁有心得的人，假以時日，都不難體驗到「氣機引動」（氣集丹田）的感覺。「氣機引動」時，也就是氣歸下丹田之際，感覺肚臍下這個部位有一股「真氣」，躍躍欲動的狀態，正如胎兒動躍的情狀。這種情狀，惟有親自體證者最能理解。

多用一份心力，堅持站樁，您的身體自然而然會回報您長期練功累積出來的成效，氣集丹田也是一種身輕如燕，神清氣爽的美好享受！

第四節　站樁的進階功理

站樁的基本功理

事實上，郭曉晤大師大力推廣的「站樁功法」，是有根據的。據最早的養生寶典《黃帝內經 素問上古天真篇第一》指出：「黃帝曰：『余聞上古有眞人者，提挈天地，把握陰陽，呼吸精氣，獨立守神，肌肉若一，故能壽敝天地，無有終始，此其道生。』」從這一段話可以看出站樁的妙用無窮。

這段話的大意是：

黃帝說：「我聽說上古的時候，養生第一等的高人達到『真人』的位階，他們的養生行動，能夠掌握並遵照天地間（自然界）存在的陰陽變化的道理，並且，把握了細慢深長勻穩的正確呼吸吐納方法，使得體內真氣達到最佳的運化狀態，同時，讓自己可以作自我的主宰，不再攀援外物，而且，精神與形體合一，身心靈能保持完全平衡的最佳狀態。」

站樁功法的生理學

由於人在站立時，雙手維持著環抱的動作，勢必帶動上半身的肌肉（背闊肌、胸肌、腰肌）運動，並促進經絡的刺激作用，使得經絡氣血的運轉，更為通暢，一旦氣行周身，新陳代謝能力增強，營養吸收能力也更強，筋骨自然強壯。

站樁之所以對身體具有強身與療癒的功能，就是因為站樁時，身體內的肌肉有位移的運動，將會與各個系統（如心肺系統、腸胃系統）發生強烈的生化作用。

剛開始練習站樁的人，可能不會有什麼感覺。但是，只要您經常練習站樁，逐漸練到一次可以站著達到四十分鐘的功力，同時，還保持不斷的練習，那麼，久而久之，您體內的真氣就會非常旺盛，精力充沛，走起路來，步履輕盈。

站立時，看似身體不動，其實，體內的各個系統之間的生化作用非常明顯。站樁在入靜之後，身體就會感到發熱、發脹，體內的熱脹力感，非常顯著。

站樁練到一定程度之後，雙手的手心相對，當兩手心相互靠近時，兩手心之間會有一股吸力；兩手心拉開時，則有一股拉力。當手心向上，亦即手心朝上托著的時候，手心會有重力感，手往下按時，則有一種浮力感，妙不可言。

其實，經常站樁的人都會發現，站樁入靜後，全身的上下內外每一個部位，都會有一股力道存在著，有的是拉力、有的是浮力，或沉力、或拽力。這是很奇妙的身體感覺，全身一脹一縮一脹一縮，就像被大自然的柔手，緩緩的做全身按摩。

站樁對心靈也具有重大的效用：站樁後，呼吸漸漸會趨於穩定，心情平靜，解除壓力，改善身心的平衡，同時，對於心血管系統也裨益甚多。

進階思考問題與題解

站樁之後，為何會啟動體內的氣機？

站樁產生的作用實在不可思議，沒有站過樁的人，您叫他站幾分鐘，也許他的雙腳就會不停的顫抖。曾經看過一位第一次站樁的學員，沒站多久，兩隻腳抖動得很厲害，簡直像乩童一樣，身體抖晃得東歪西斜。

此外，也有一位新學員曾經持續的站樁幾天，事後，非常高興的告訴我：「最近幾天幾乎都在同一時間就起床，我早上不再懶洋洋的爬不來了。按時站樁，把我的正常作息時間調整過來了。」

站樁的妙處在於人站在大地的某個定點上，當兩腳的膝蓋微微一彎，兩手成環抱的姿態並擺在正前方，此時，他的身體上接大自然的新鮮空氣，下接大地的靈氣。天為陽，地為陰，人立在天地之間，陰陽之氣交會在人體之中，所以，更容易使真氣沉入下丹田。

當您的功境達到一定程度，站樁時，您就會感覺到有一股氣從頭頂的百會穴貫透而下，氣沉丹田。

站樁有心得的人，對於站樁的體會一定非常深刻，那兩隻腳就是「樁」一樣，腳似乎紮進大地的感覺，兩腳盤也似乎吸住大地。

第五節 站樁結論

事實上，從實際的練功中，可以看出站樁其實就是一種「在鍛煉中休息，在休息中鍛煉」的「站立式修煉」方法。

在整個站樁過程中，並不講「守竅」，也不練「周天運轉」，更不練如何調息。**只是站立剛開始做六次的提肛呼吸，之後就保持自然呼吸，一直以站立的姿勢練功。**亦即在一定時間的長度中（最多一次不超過四十分鐘）以站立姿勢，閉目、凝神，達到練功養氣的目的。

所謂「守竅」（意守），是指在修煉氣功的過程中，將意識思維活動守在身體的某個臟腑，某個穴位，或某處關竅，譬如：將念頭內視觀心、或是守在命門、或下丹田等等。

所謂「周天運轉」，是指用念頭（意念）將體內的真氣在任督兩脈中循行一周，稱做小周天。除小周天，還加上將體內的真氣沿十二經脈循行一周，稱之為大周天。這兩種真氣運行的途徑並不一樣，不過，都通稱為「周天運轉」。一般而言，學會了小周天運轉，很快就能學會大周天運轉。但是，初學者，最好要有高明的老師指導。

郭曉晤師父主張站樁時，就是要把念頭放空，專注的站樁。所以，不鼓勵一面站樁，一面「守竅」或「周天運轉」。

郭大師生前經常說：「理不說，不透。」他的意思是指，為什麼這個功法要用這種方式來練而不是用別的方式練，有一定的道理在。每一種練功方法的細節和訣竅，越能搞得清楚就越能提升練功的功境。

如果對「功法的道理」通透了，譬如，站樁的時候，雙手擺置的位置，為什麼要「鬆而不懈」的擱在胸前抱著，形成一種懷抱圓球體的姿勢，若能了解越透徹，就越能切入練功的重點。做為師父的人務必深切了解為什麼要這麼練，否則，以盲導盲，讓追隨者越練越迷糊，越練越失去信心，這就是師父的不對了。

譬如，初學站樁的人，雙手會酸會痛，這是因為初學者運動過後體內很容易產生「乳酸」的問題。但常常練習，久而久之，練功的時間累積得過長，酸痛感自然就會消失了。

克服了這一關，則會陶醉在「我欲乘風歸去」的感覺中，全身輕飄飄，雙手自然而然開闔，一點也不酸不痛。喜悅呀！快活呀！不亦快哉！

我的練功筆記

（二〇〇四年某月某日）

今早，在柏樹下站三十分鐘，中間排氣（放屁），站不久覺得雙手手心脹，身體也開始熱脹，雙手臂感覺越來越輕飄飄的，而且，雙腳掌好像要打樁入地一樣。神清氣爽，眞感謝郭大師的教導。

（二〇〇五年某月某日）

下午，到北投山上走行功，一步一步慢慢走，沒多久，兩手掌好像掛著兩串香圈，兩顆氣團似火球在手心上不停旋轉。轉呀轉，氣團扭動，同時也帶動命門和百會在轉，太美妙了。

溫馨提醒

勤寫練功筆記，也是增進功境的方法。

氣功的初學者最好要準備一本「練功筆記」，記錄自己每天練功的時間，身體變化的體會，以及練功的心得，或是身心所產生的變化。因為當您開始練功之後，身體內部過去所殘留的「不好東西」，將會隨著形體骨骼活動頻繁，氣血加速活化的穿筋過脈，而開始出現不同程度的身體「排毒」過程，這些都是很正常的事情，只要仔細聽取師父的指導，都會很快通過身心的考驗。所以，一面練功，一面記錄，您的功境一定會進步神速，在那種情形之下，您會更用心練功，也更能理解所有的練功細節。

進階思考問題與題解

站樁要多多體會「鬆而不懈」、「鬆靜」，包括姿勢鬆靜、呼吸鬆靜、意念鬆靜、外在環境寂靜、內心平靜。請問您已經體會了多少？

所謂「鬆而不懈」，是指站樁的姿勢要確實，不能使得身體過度僵硬。譬如站樁時兩手成環抱的姿勢擺在胸前，要保持從一而終的姿勢，不能讓兩手往下掉，也不能過度用力挺在那裡，同時，也不能讓雙肩高聳，腋窩要虛要空。

「鬆靜」就是心情放鬆，保持寂靜的身心狀態。站樁功架的外形很容易就能學會，但是，一直站著不動，維持內心平靜，不心猿意馬，就必須自己痛下一番功夫習練。

當您養成站樁的好習慣，經年不間斷的經常站樁，您就能很快體會到一個人獨立站在天地之間，與天合而為一的那種渾然忘我的感覺。

所以，初學者，不妨在剛練習之初，不斷的默默提醒自己：「放鬆，再放鬆。我的頭部開始放鬆，肩膀放鬆，雙手放鬆。」一鼓勵自己，藉此排除久站不動的枯躁感覺。久而久之，您就是不作這些鬆靜的自我提示，也能很快就進入最佳的站樁狀態。

第三章 交腳靜坐與靜坐內功

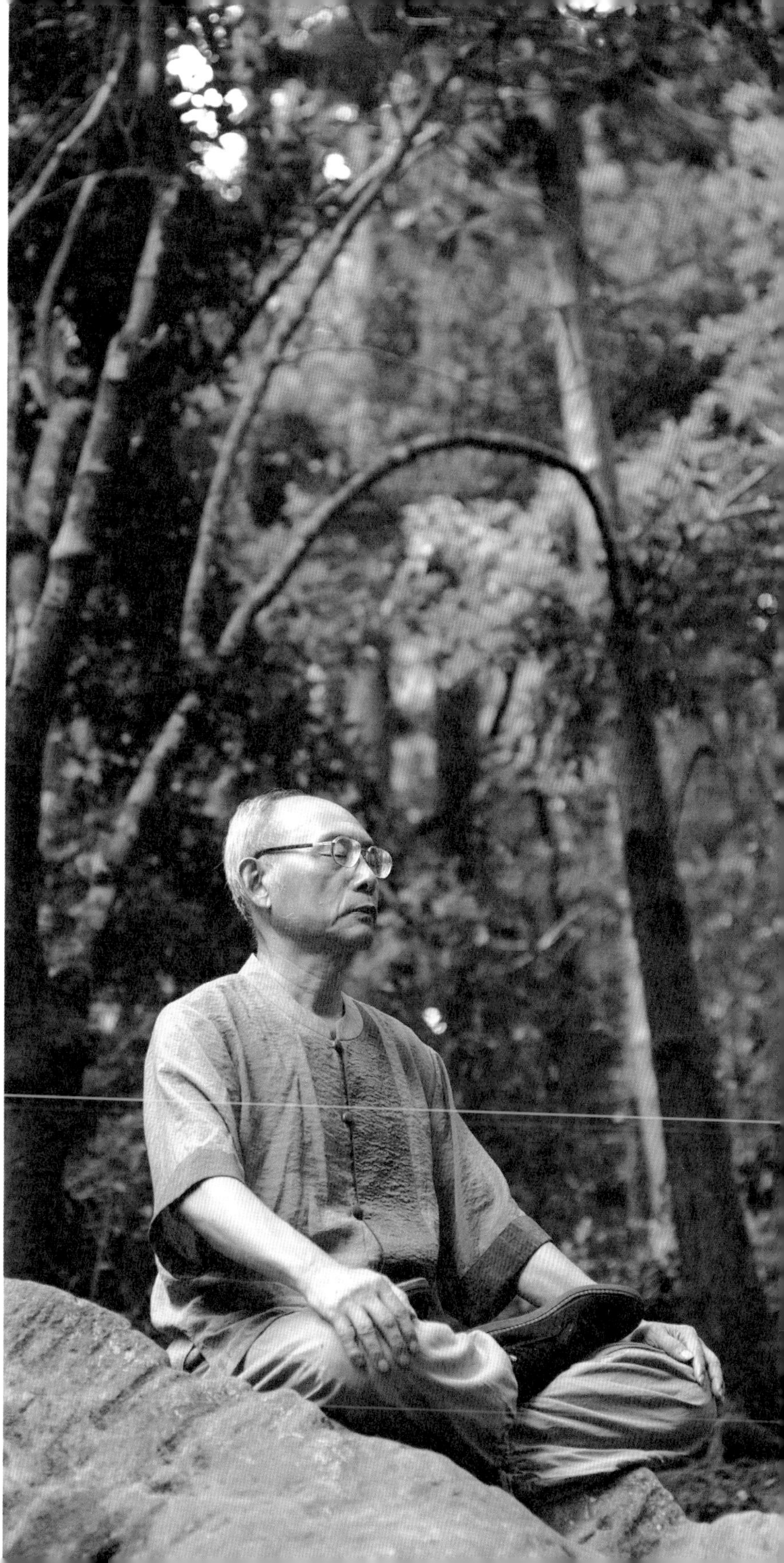

第一節　靜坐的意義

這一章，我們將探討靜坐的要領，靜坐之妙，等著您來實踐。

靜坐是一門大學問，方法非常多樣化。但是，基本上，佛家的靜坐，著力在單純的養性方面，而道家的靜坐練功，則著力在養命方面，最後則推到性命雙修的境界。

學習的成本

每天花一個小時，最少半個小時

溫馨的叮嚀

許一個諾言：
今天我一定要好好的靜坐，以心應心，鏡觀淨觀自性。

學習的效益

氣定神閒
精氣神十足

所謂「**性命雙修**」，性指性功，以煉神為主的功法。命，指命功，以煉精氣為主的功法。因此，性命雙修，是指性功、命功同時修煉，這是大多數氣功家所主張的。**性為神，即意識活動；命為氣，也就是能量。**

道家和佛家的靜坐，如果強要作出分別，「行氣與守竅」應是重要的分野之一。佛家靜坐大都不講行氣，但是，道家重視行氣與守竅的過程。而且，各門各派，各有所本。

所謂「行氣」（或運氣），是指靜坐練功時，就是運用意念（念頭），啟動身體內某個穴位或關竅（譬如下丹田）的真氣，循著經絡的通道，讓它慢慢的、緩緩的、穩定的移動到下一個穴位。

其中「意念」，則指練功者將注意力集中到身體某個部位或穴位關竅。譬如：當師父指示「意念在下丹田」（或簡稱「意守丹田」），它的意思就是要練功者把當下的那個念頭，專心一致的輕輕「鎖定」在腹部臍下下丹田的位置，紋風不動。

當您的「意念」一直鎖定在特定的穴位關竅時，就叫做「守竅」。守竅時，如果時間較長，要以似守非守方式「意守」。

「行氣」（運氣），還有一個更重要的元素，就是「運」字，把念頭從某個部位或穴位關竅「移動」到另一個部位或穴位關竅，譬如從「下丹田」這個位置移動到會陰。

行氣的過程，呼吸吐納要保持細慢深長勻的狀態，如果吐納太急促，會造成心痛咳嗽。行氣時，要保持氣息細微，讓耳朵聽不到自己呼吸的聲音。

行氣的作用，可以使得體內的真氣周遍全身，口中甘香，濡潤形體，澆灌肌膚，五臟六腑都獲得充分的營養。

行氣玉佩銘

其實「行氣」早已有之，春秋戰國時代所出現的行氣論述《行氣玉佩銘》就如此記載著：

「行氣，深則蓄，蓄則伸，伸則下，下則定，定則固。固則萌，萌則長，長則復，復則天。天機舂在上，地之舂在下，順則生，逆則死。」

細細的閱讀，深深的體會，好好的練習，這是早在兩三千多年前就已存在的行氣練功論述，古聖先賢多麼有智慧！而這四十五個字的行氣理論，我們可以切成三個段落來看：

第一段：「行氣，深則蓄，蓄則伸，伸則下，下則定，定則固。」

翻譯成白話文，它的大意如下：「每次行氣練功時，運用以細慢深長勻的正確呼吸吐納法，把自然界的清新空氣吸入身體，細細的吸入肺部深處，當攝入的氧氣量越來越多時，便開始轉化成真氣，並沿著經絡往下延伸，讓這股真氣深入到下丹田的位置，並暫時蓄藏在那個地方，讓它越積越多，真氣就會越來越渾厚，形成氣集丹田的狀態。」

第二段：「固則萌，萌則長，長則復，復則天。天機春在上，地之春在下。」

大意如下：「當您的真氣蓄集到下丹田之後，再緩緩的從鼻孔吐氣，同時，並藉由意念的帶動，讓體內真氣沿著督脈的通道往上走，就像草本萌芽一般往上成長似的。此時，真氣運行的途徑，與剛開始吸氣時的路徑正好相反，真氣在意念的帶動下，從下丹田往下移動到會陰，又從會陰沿著脊柱，經尾閭（見圖5）、命門而上，真氣一直運行到頭頂的百會穴，這樣就能打通任督兩脈，真氣從會陰貫通到百會穴。

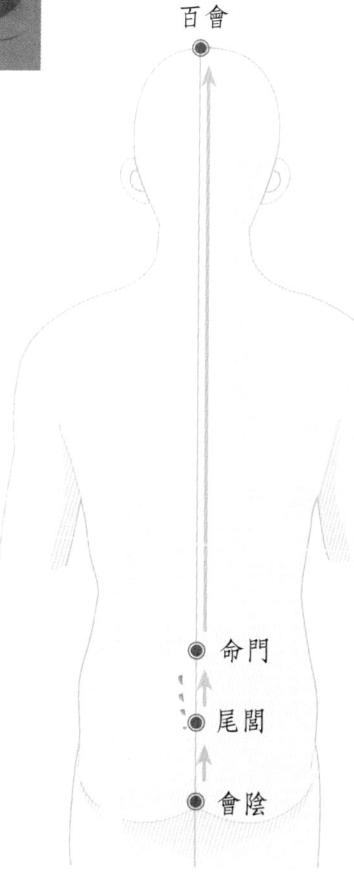

圖5

順便一提，古人使用的文字，經常取材於大自然，因此，當您看到一些練功的古典著作，提到「天」或「乾天」，在身體的部位指的就是頭部的「百會穴」，提到「地」或「坤地」，指的就是「會陰」。打通這兩個重要部位，叫做「打通任督兩脈」。

「任脈」起於臍下，下出會陰部（見圖6），上行於陰毛，循腹裡，直上關元等穴，至咽喉部，再循下頷，環繞口唇，經過面部，而到目下，任脈是練氣功常用的經脈之一，也是練小周天、大周天時真氣運行的通道途徑。

「督脈」則起於小腹，下出於會陰部，沿脊柱內部直上，達項後風府，進入腦內，上行巔頂（百會穴），沿著前額正中，到鼻柱下方，也是習練小周天、大周天時真氣運行的通道途徑。

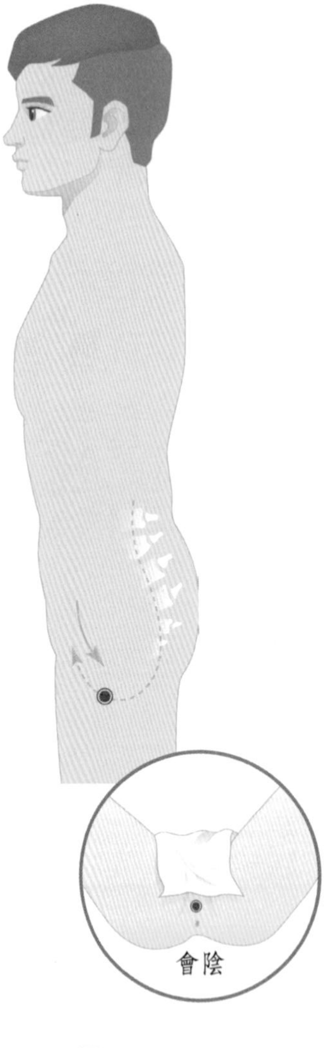

圖6

第三段：「順則生，逆則死。」

大意如下：「總之，氣功修煉的人如果順著這樣的路徑呼吸吐納，調氣運行，便可以達到生機橫溢，違逆這種行氣方式，人命將枯槁死去。」

由此可見，早在春秋戰國時代先民對靜坐練功的修煉方式和應用，已經有了相當高度的體驗和心得。

「行氣」（運氣），就是打通任督二脈，打通生命體流，打通人體電路；也就是在靜坐時，藉由呼吸吐納而讓真氣在體內通經過脈，這也是靜坐修煉的初級階段。

因此，習練靜坐內功時，最好要有師父指導；如果沒有了解行氣的內行人加以指導，那是非常危險的，也不是智者的作法。

第二節　交腳靜坐法

交腳靜坐法是郭曉晤所傳授的靜坐法，非常容易學上手，也不必盤腿，此靜坐法的相關細節如下：

靜坐功法的目的

促使體內的真氣產生，調和體內陰陽平衡。人體是個小宇宙，天體則是大宇宙，人可以從大宇宙去取得「氣」，同時，也要防止被大宇宙奪走您的「真氣」。所謂「先天大道，轉入人身之中，出入通機天地虛空之間，大道至簡、至易、至貴、至尊。」

「先天大道」，指的是天地間的浩然正氣，活潑光爍。當您修煉功夫到達一定的程度時，練功之際，天地間的能量正氣會從您的百會穴、會陰穿入體內；也就是大宇宙的能量穿入所謂小宇宙的人體，形成天人合一的練功狀態，人在氣中，氣在人中。所以，練功的方法簡單容易，只要能做到讓您的人體小宇宙接收天體大宇宙的能量便是，這是非常可貴的上乘功夫。

靜坐練功前

不可有劇烈活動，保持心平氣和；飲少量的溫開水，不可飽食，不飲酒，不可太疲勞；解好大小便。此外，沐浴、受驚、飢餓、暴怒、房事之後，都不宜靜坐練功。

靜坐時

身體以坐北朝南最佳，清晨五點至七時（積陽）或是晚上七點至九點（滋陰）都是很好的靜坐時段。

靜坐的姿勢

雙腳交腳平坐在硬板椅凳上（交腳坐一式）或是以腳心相對（即腳對跟對腳跟，湧泉穴對湧泉穴的方式）坐在禪椅上（交腳坐二式）。雙手掌平放在膝腿之上，雙手心向下，頭有懸空之意，下顎收、胸內含，身正直，舌頂上顎，閉目或垂簾，並意守（內視）下丹田（氣海穴，肚臍下一寸三分處；即離肚臍較近，離脊柱較遠，也稱為胎元）。這是生命的本源處。

1

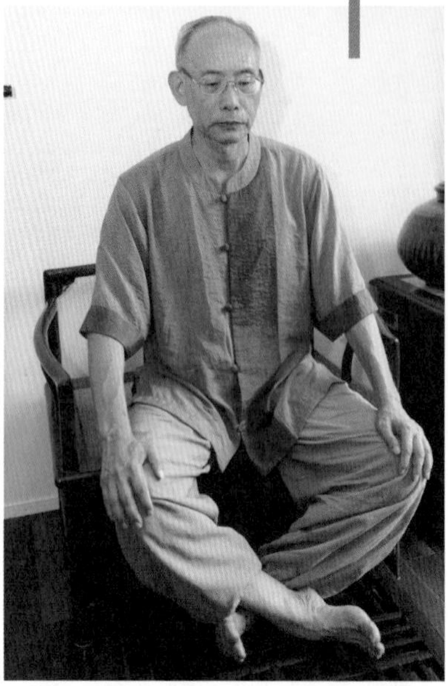

交腳坐一式

2

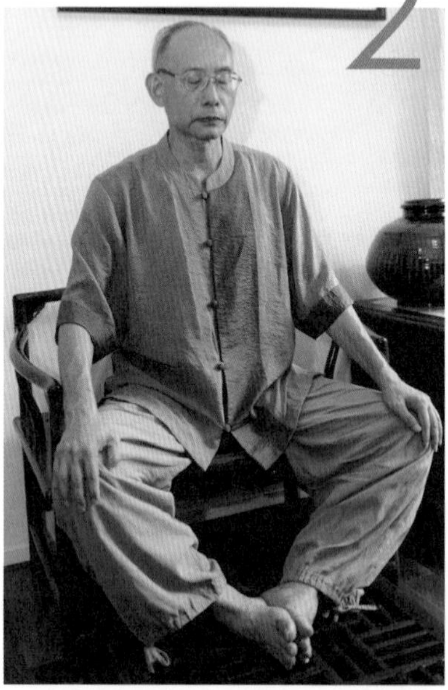

交腳坐二式

呼吸方法

以鼻吸鼻呼的方式，讓吸入大自然的清氣，與體內的先天氣和諧的結合，進而讓那一絲氣絲或那一股氣團，沿著任脈往下沉，用意念行氣到下丹田的位置。

注意：呼吸吐納要保持平穩，不憋氣，不停頓。每一次吸氣，多留意吸氣維持細慢深長勻穩，想像剛吸進來的清氣，慢慢的化作細細的一絲長氣絲或是一團氣團（因個人的功力不同），綿綿不絕的吸入，並以意念帶著這一氣絲或氣團，漸漸的進駐下丹田的位置，並讓那股氣機自然然的駐留在下丹田片刻，與心相守，是謂「意守丹田」。

能練到「意守丹田」這一步，您就有可能達到「氣集丹田」，蓄養出一股浩然之氣。同時，這也是進階修煉「鼓盪真氣」的基石。

所謂「鼓盪真氣」，是指練功時，閉氣鼓腹的動作。不過，練功初期並不宜使用，必須經過一段時間的鍛煉之後再考慮採用，因為初學者閉氣太長，常會引起氣機阻塞，以致胸悶、頭暈、胸肋不適、疼痛的現象。

靜坐的時間

每日專注的習練四至六次，每次二十至三十分鐘。

行氣與下丹田的關係

一、行氣通經：練氣與練意相輔相成

1 練氣：指的是充實體內的正氣或內氣；氣是維持和調節人體生命活動的基本物質。行氣的功能：在於充實內氣，促使氣血暢通，身體健康，發揚人體的潛能。

2 練意：是指運用個人的精神作用，調度體內的真氣，發揮人體潛能的關鍵。練意，也可以使得大腦「入靜」，有助於真氣聚集和調動，足以使人氣足神旺。而靜坐吸氣時，與心相守，心息相依，意氣相隨，用意念引導著呼吸吐納的過程，絲絲入扣，最後就能練得「意到氣到」，並達到行氣通經，通經過脈之效。

3

「乾天之氣，降於坤腹之中。坤地玄氣，升上乾首之內。天降地升，陰陽凝結，濕熱薰蒸。」請多多體會這句話，這是打通兩脈之後，氣遍周身，通體舒暢的練功境界。

「乾天」是指頭頂的百會穴，「坤腹」是指臍下的下丹田和會陰，當練功者打通任督兩脈時，可以輕易的用意念將真氣上下運行。又因為真氣充滿任督兩脈，所以，五臟六腑的能量氣機也非常充足，此時，真氣在體內悠悠然的輕步慢移，就像雨後放晴的山嵐雲霧一樣，蒸騰不已。

二、神妙下丹田的位置

從生理解剖的位置來看，位於腹部臍下的下丹田（見圖7）這個虛體結構，與周遭體腔牽涉甚廣，它的左右是輸尿管；左右偏上是腎臟和腎上腺（即是非常重要的腺體）。

再往上，左上方是胃和脾，右上方是肝和膽；正下方是小腸；再往下是膀胱；膀胱再下則是睾丸和附睾。

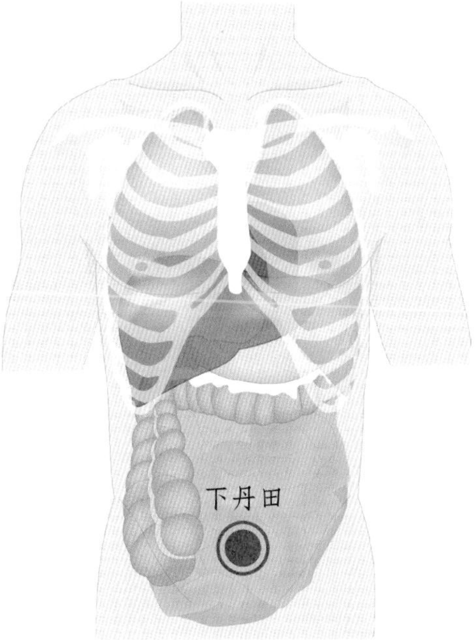

圖7　下丹田與周遭器官

下丹田體腔的平衡位置是橫結腸，肚臍上一點是胰臟，左下方是降結腸，右下方是升結腸，十二指腸在此竅穴的右方縱穿而過；再往前有動脈和靜脈的交叉處。

下丹田的後分層空間是神經叢及性腺神經的部位；最後面的分層空間正對位是腰椎骨（脊柱與脊髓是造血的重要位置），下部則是骨盆。

三、意守下丹田的功能

1 下丹田就處在這麼特殊的生理解剖位置之上，因此，意守下丹田將有助於全身各部位，各層次的相互內部聯繫，並促使全身各部位協同動作，從而激發了生命力。

2 意守下丹田時，勢必激活腹部神經的作用，腹至近腰部毛細血管也將隨之活躍，同時。也能快速吸收神經末梢的廢物，由經由肝、腎、大腸排出體外。

3 此一部位在生理上與腎、胰、肝、延髓均有植物神經聯繫，附近的性腺還與腦垂體發生連鎖性的條件反射，活躍性腺功能。又能反饋到下丘腦的植物神經中樞。因此，意守下丹田又可強化內分泌系統的功能，特別是性腺受到良性激化，精液充盈，功能增強，增加人體代謝、免疫能力以及應變能力。

4

從中醫學說來看，下丹田對人體活力的關係最為密切。下丹田是任脈（圖8）、督脈（圖9）、沖脈經絡行始的起點，是「十二經脈」之根，又是呼吸之門，也是「三焦」（見第一一三頁圖10）之源，是真氣升降開合的樞紐，是男子養精、女子護胎的處所。所以，意守丹田，可收到強身、防病、治病的效果。

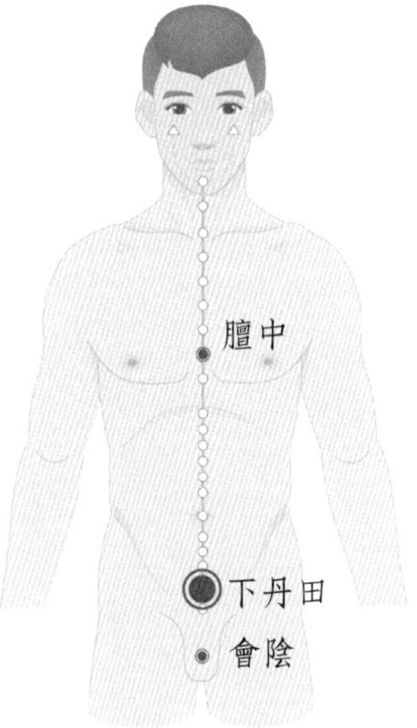

圖8　任脈

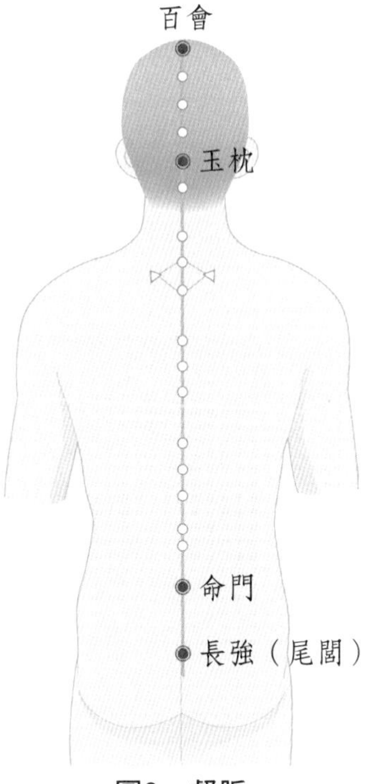

圖9　督脈

5 下丹田的位置前通肚臍（胎兒在母體中賴以吸收的根蒂），後通腎臟（人之精、命之本處）。意守此處，一吸百脈皆合，一呼百穴皆開。呼吸往來，增強了元氣，調動了經脈，所以下丹田又被稱為氣海。

由此可見，了解經絡學對於練功行氣相當重要，在此，謹將基本的經絡學，略作介紹。

經絡是經脈和絡脈的總稱，「經」，有路徑之意，是經絡系統的直行主幹，位於機體較深層的部位。絡脈的「絡」，則有網絡之意，比經脈細微，是經脈的分支，縱橫交錯分佈全身，又位於體內較表淺的部位。

在每條經絡上也分散著許多溝通五臟六腑，並通達於體表部位的敏感點，這些敏感點就叫做穴位。當刺激這些穴位時，人體就會產生某種特殊的感覺，譬如酸、脹、麻、痛、重等感覺，同時，這種種感覺也會沿著一定的通道傳達，這些傳達的通道，就叫做經絡系統。

簡言之，經絡系統就是指由十二經脈（絡）、奇經八脈，十五絡脈和十二經別、十二經筋、十二皮部以及難以計數的孫絡所組成。

十二經脈（絡）：即包括手三陰經、手三陽經、足三陰經和足三陽經。再細分如下：

1 手三陰經：是指手太陰肺經、手少陰心經、手厥陰心包經等三條經絡；

2 手三陽經：即手陽明大腸經、手太陽小腸經、手少陽三焦經等三條經絡。

3 足三陰經：即足太陰脾經、足少陰腎經、足厥陰肝經等三條經絡；

4 足三陽經：即足陽明胃經、足太陽膀胱經、足少陽膽經等三條經絡。

奇經八脈

至於奇經八脈（其中任督兩脈與練功關係較為密切），亦略為說明如下：

1 督脈：女性起於胞中（即子宮、卵巢），男性起於囊中（即睪丸），行於背部正中線，上至風府，入於腦。督管一身之陽經。

2 任脈：女性起於胞中（即子宮、卵巢），男性起於囊中（即睪丸），以上毛際，循腹里、上關元，行於胸腹部之正中線，至喉嚨，上頤，循面入目，總管全身之陰經。

3 沖脈：起於胞中（或囊中）統領各經脈氣血之要衝，其脈上至於頭，下至於足，能調理十二經之氣血。

4 帶脈：起於第二腰椎與第三腰椎之間，環繞腰中，如同腰帶約束諸脈。是人體唯一的環形經絡路線。

5 陰蹺脈：起於足跟內側，經內踝沿下肢內側上行於腹，再上達與內眼角的陽蹺脈會合。

6 陽蹺脈：起於足跟外側，經外踝沿著下肢外側上行，經腹部、胸部，從頸外側上達眼內角與陰蹺脈會合。

7 陰維脈：起於小腿內側，沿下肢內側上行到腹部與足太陰脾經同行至脅肋與足厥陰肝經相會，再上行至咽喉與任脈相合，維繫著足三陰經。

8 陽維脈：起於外踝下，繞過外踝後，沿足少陽膽經上行至前額，經前額頂向項後，與督脈會合，維繫著足三陽經。

至於中醫學和練功者常提到的「三焦」（圖10）：則細分為上焦、中焦和下焦。上焦：是從劍突以上的胸腔部位，包括心、肺，其作用在於宣發積在胸中的宗氣，將其輸送到全身，供給各組織器官的機能活動。

中焦：部位為中腰，包括脾、胃，其作用是消化食物和輸送蒸化津液供輸營養至各器官。

下焦：則指胃以下至下腹這一部位，包括肝、腎、小腸、大腸，膀胱，其作用是把消化過的殘餘物質，加工分別清濁殘渣，最後通過大腸肛門排出體外。

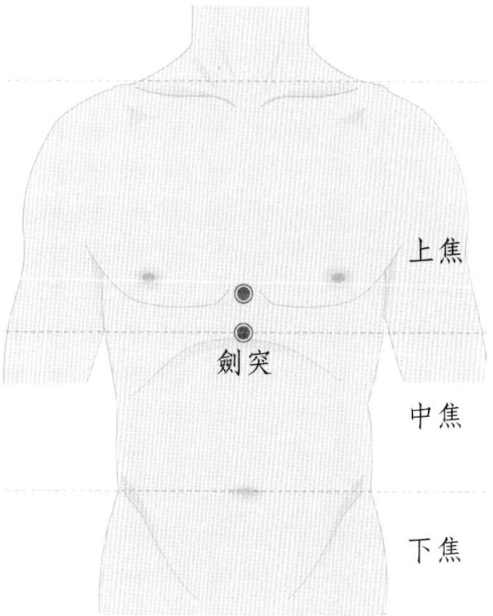

圖10　三焦

而三焦即是上焦、中焦和下焦的總稱，其重要功能在於維持體液正常環流的代謝作用。

有心練功者，最初步的成果就能練到氣集丹田，當您的體內真氣積蓄於下丹田，一旦充盈了，就很自然的流向全身各個經絡，產生通經過脈行氣，以致氣暢血和，氣行周遍全身。

進階思考問題與題解

請問您了解如何讓百會穴到會陰（陰竅）之間氣機交流的道理嗎？

前面討論行氣通經，曾提到：「乾天之氣，降於坤腹之中。坤地玄氣，升上乾首之內。天降地升，陰陽凝結，濕熱薰蒸。」這段話。這是練功的最佳狀境之一，這種現象也是練功者打通任督兩脈之後，氣遍周身，通體舒暢的境界。

由於受到易經文化的影響，古代養生典籍所使用的文字經常引用易經的文字和概念，所以，「乾天」、「坤腹」，也要從易經概念去理解。

易經指出乾為天，坤為地。所以，古代修煉有成的養生家引用「乾天」，指頭頂的百會穴，「坤腹」，指臍下的下丹田至會陰。

因為當練功者打通任脈兩脈之後，可以用「意念」將「真氣」上下運行，也就是貫通百會、下丹田與會陰等重要穴位，這也是所謂的「氣機交流」的練功現象。又因為真氣充滿了任督兩脈，所以，循著全身經絡通道，五臟六腑的能量氣機也會充足盈滿。此時，真氣在體內悠悠然的輕步慢移，就像雨後天空放晴時山間起了山嵐雲霧一樣，蒸騰不已。

第三節　再論行氣與守竅

行氣，就是靜坐練氣或調息，或簡稱「運氣」。此一「運」字，是動詞，就是運用意念帶著當下意守著的那個穴位（關竅）的真氣，讓它慢慢的、緩緩的、穩定的移動到下一個穴位（關竅）。

行氣的內在運轉動作，一般人的肉眼是看不到的，所以，難怪大家會這麼想：「這怎麼可能？！」

其實，只要有足夠的信心、以及不斷勤練的耐心和恆心，在有經驗的氣功老師指導之下，終有一天可以練到「意到氣到」的境界。

從「以意領氣」到「意到氣到」「意氣合一」

在靜坐行氣練功的初期，大都從「以意領氣」的方法開始入手，亦即懷著一顆真誠善念的心，帶著體內的真氣，從當下守竅的那個穴位處（譬如：下丹田或會陰），開始沿著特定的經絡通道（譬如：小周天、大周天的運行通道）讓體內那股真氣，通過經絡系統，穩定的、和緩的循著經絡運行。剛練習的人也許覺得那股真氣，細如氣絲、非常微弱，但是，隨著您的功力進展，日久之後，您會覺得強勁如氣團一般，又好像大口徑的水流似的。

久練之後，當您蓄積的內力達到一定的程度之後，就有可能練就「意到氣到」、「意氣相依」的境界。

換言之，初學者在開始習練行氣時，要讓自己先安靜片刻，接著讓意念逐漸的守在某個穴位（關竅），譬如：下丹田。此時，體內的真氣（能量）就會流動並進駐逗留到那裡！至於練到一定功力的人，當意念（懷著善心的念力）放在某一穴位（通俗的話，即守某關竅，譬如：守下丹田，或守會陰等）——此時當下意守的那個穴位就會感到一絲或一股氣團悠哉游哉的在轉動，或在那個關竅啟動氣機交流的作用，使該關竅獲得充分的能量補充。您也可以把整個身體想像成是一個容納能量的電力發電廠（其實是真氣能量庫），並想像那些重要的關竅，就是送到不同地區的輸配電站，譬如：當真氣從下丹田啟動，用意念讓真氣走到會陰時，會陰就會興起氣機交流的作用，感到一股悠悠然熱脹收縮之氣感在不斷的增強，這也就是能量的駐點補充。這一點也不神祕！只要您能正確而勤快的練習，都可以練得出來。

依此類推，當體內的真氣一路從下丹田、會陰，通過尾閭、命門、夾脊、玉枕、進入頭頂百會並往下通過承漿、膻中、下丹田等（見圖11，即小周天行氣通道圖）重要關竅穴位時，都會伴隨著一絲絲的或一股很強熱流通過的感覺。這就是穴位或關竅正在補充能量的現象。

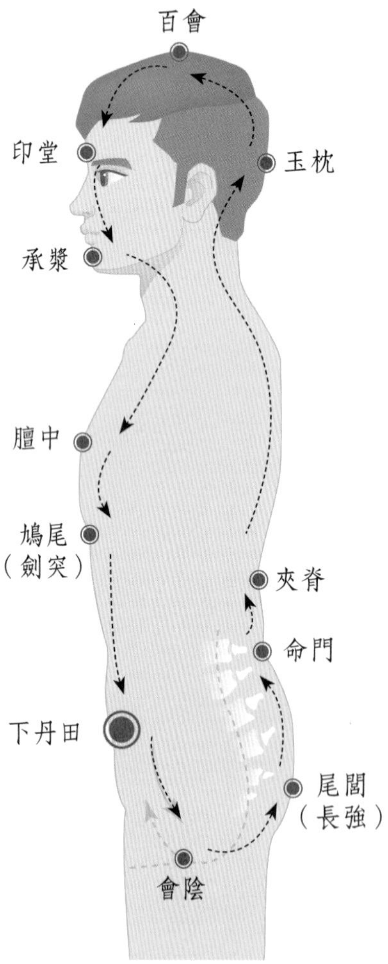

圖11　小周天行氣通道圖

像小周天這樣的行氣過程，必然改變所經過的經絡系統的生化環境，讓您覺得身體無比的溫暖和舒適。有時候，您好像被微微電到，或是有微微刺痛的感覺，那是能量補充過後，新陳代謝旺盛所出現的細胞活化或修補的作用。因此，靜坐行氣被公認為是最佳的養氣練功法。

如果您要問：「那麼，何時可以練到這種通體舒暢、不亦快哉的境界呢？」

「功到自然成呀！」這是郭曉晤大師的標準回答。因為，實踐，是最好的修煉功夫。日常生活中，少閒聊八卦，多下一分真功夫，端正的靜靜坐著，讓心清淨，滌除不正當的嗜好和欲念。說不定，過不久，您就能練出眼前出現一團「圓陀陀、光爍爍」的景象。

守竅（意守）

有心練靜坐內功的人，一定要多了解人體的基本結構和生理機能。不了解人體的基本結構，要深入氣功的殿堂，的確不容易，而這個關卡，就是許多人想練功卻練不出名堂的最根本原因。

當我們越了解人體解剖學和中醫經絡學之後，我們自然就會更了解該怎麼去練功。此時，不管練動功或靜坐內功，都會有事半功倍的效果。

如果不了解人體六大關節的重要性時，就難以掌握何以動功要那麼練的竅門；同樣的，不了解身體的經絡系統（最基本的十二正經和任督二脈），靜坐的學習效果也多少會打折扣。

因此，習練靜坐內功，首先，您必須知道有那些是關鍵性的穴位關竅，包括這些重要關竅位於身體的哪個部位，此外也要了解這些重要關竅穴位的作用，以及哪些是比較重要的行氣路徑。

一旦了解行氣路線（有些人也稱之為人體電路或生命體流線）其所經過的重要關竅穴位點，那麼，在習練靜坐的實踐中，就能比較輕易的理解該如何「以意領氣」，沿著經絡通路（譬如：小周天、大周天）順利的完成通經過脈的練功過程。

溫馨提醒

不了解人體的基本結構，不了解基本的中醫經絡學，很難在行氣這一關有所突破。

因此，有空多翻一翻人體解剖學與經絡圖。同時，也努力弄清楚這些重要穴位或關竅的位置，如：百會穴、下丹田、會陰、尾閭、命門、玉枕等穴位，到底這些穴位在那裡？

什麼是行氣？什麼是意念？什麼叫守竅（意守）？

「行氣」，就是練功者在靜坐時，運用「意念」帶著當下意守著的那個穴位（關竅）的真氣，讓它慢慢的、緩緩的、穩定的移動到下一個穴位（關竅）。譬如：練功者用意念將下丹田的真氣引導帶動到會陰，這就是行氣的一種。

至於「意念」是指人的念頭，靜坐時，當練功者的念頭專心一致的放在某個部位、穴位或關竅，這種念頭專注附著在某個部位、穴位或關竅，叫做意守。如果您的意念一直停留下丹田時，就叫做「意守丹田」。

第四節　認識重要穴位關竅

多認識和了解一些重要的穴位或關竅，一定有助於練功，在此，將幾個重要穴位及其功能再次整理介紹如下：

百會：位於頭部，當前髮際正中直上五寸處，或兩耳連線的正中心點上。百會係指手三陽、足三陽和督脈的陽氣在此交會。所以。敲百會可以預防中風，按壓此穴位，具有醒腦開竅，增強能量，擺脫陰虛的效果。

承漿：在面部，下頷正中線，頦唇鉤中央的凹陷處。承漿之意，指任脈的冷降水濕和胃經的經水在此聚集。所以，常按壓可收生津液，舒筋活絡之效。

膻中：在胸部，當前正中線上，第四肋骨間，即兩乳頭連線的中點。膻中之意是任脈的氣在此吸熱脹散。所以，按壓膻中具有寬胸利膈，理氣平喘之效。

鳩尾（劍突）：在上腹部，前正中線上，位於劍突部位下一寸處。常按壓有寧心安神、和胃降逆的效果。

丹田：即一般所謂的下丹田，或稱為氣海，胎元或黃庭。名稱不一，但是，所指的關竅穴位點是同一處，即位於肚臍下方一寸三分處左右的位置，也就是在肚臍後方與脊柱前方，前七後三的位置。它也是人體能量的總開關。

這個穴位的治療效果在於理氣解鬱，補腎壯陽。就男性而言，這正是精力的泉源，按壓此穴能使男性精力旺盛，活力充沛。因此，對於淋病、陽痿、早洩、神經緊張者，具有良好療效。

就女性而言，如：生理痛、子宮肌瘤、月經失調、經痛、腹悶、腹脹、膀胱炎、日夜頻尿、腎臟炎和泌尿問題等也頗具療效。

因此，經常習練「鼓腹」（所謂鼓腹，即閉氣時，讓腹部不斷鼓動二十次以上）的動作。它能提振人的精氣神。只要用心的練習，細細體悟，一定終身受用無窮。

會陰：或稱陰竅，男性係指陰囊根部與肛門連線的中點，女性則指大陰唇與肛門連線的中點，此部位可發動陰電，下接地氣，上通百會。換言之，靜坐練功練到精滿氣足時，它就自然產生一種真氣（炁），搭一座橋，就是靠會陰穴。

尾閭（長強穴）：脊椎骨的最末端，尾閭與會陰相連繫。尾閭又名長強。長強之意指胞宮中的高溫高壓的水濕之氣由此外輸體表。

命門：位於兩腎中間，即第二腰椎棘突下凹陷中，是人體生命的重要門戶。經常按摩本穴位，具有壯陽強精，止帶止瀉，舒活筋絡，強健腰膝的作用。脊骨中的高溫高壓陰性水液由此外輸督脈，由於其外輸的陰性水液具有維繫督脈氣血流行不息的作用，為人體的生命之本，故名命門。

夾脊：在背部胸椎第十四椎上，俯臥時，正當兩肘尖連線之正中處。

玉枕：位於後頭部，即後髮際正中直上大約二・五寸（腦戶）旁開一・五寸凹陷處，與枕外隆凸上緣相平。亦即位在後腦杓的枕骨處，睡覺時觸碰到枕頭的那個部位。

您知道任督兩脈有那些重要的穴位或關竅嗎？

任脈的重要穴位：由下而上，依次為會陰、下丹田（氣海）、鳩尾、膻中、承漿。督脈的重要穴位：由下而上依次為尾閭（長強穴）、夾脊、玉枕、百會穴。

認識重要穴位的相關位置，對於靜坐行氣會大有幫助，至少讓您知道行氣的方向要如何走，以及要意守的正確位置。

第五節　曉晤靜坐內功的初階

習練靜坐內功的具體步驟

1

一、低度入靜

以靜坐的姿勢坐好之後，兩手向前伸，雙掌立起，作成合十頂禮狀，雙手心相向（即雙手心相對），精神專注，吸氣時，雙手慢慢的拉開，吐氣時，雙手慢慢的又合聚在一起。

此時，雙手心只是儘量靠近，但不碰觸貼在一起。來回多做數次，初學者，要慢慢的練習這個動作。

2

練久了，雙手的掌心會產生熱能靜電，也會有刺刺麻麻的氣感，像磁鐵一樣產生互相相吸的力量。氣感強烈的時候，好像觸電的感覺。不要怕，這不是走火入魔，這只是氣感的呈現。

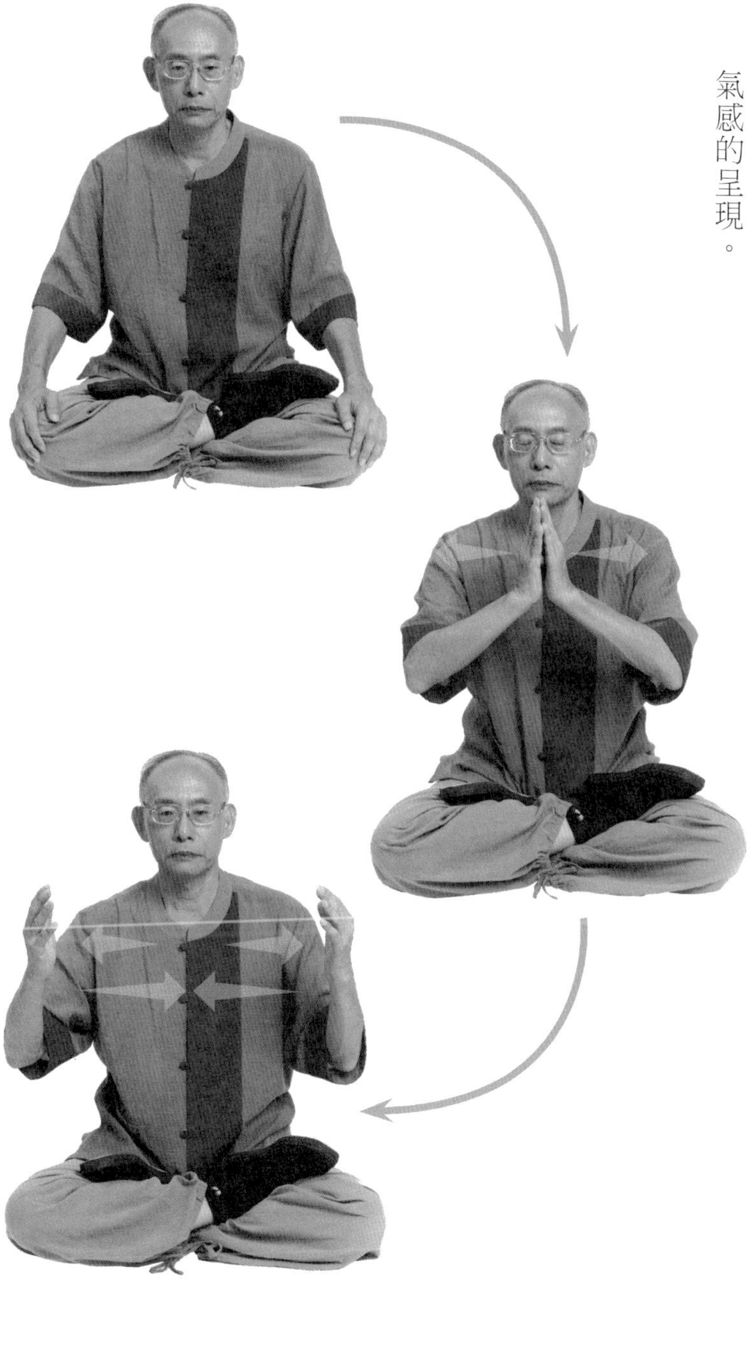

二、啟動行氣的路線

1

經過短暫的入靜工作，必須再度做一次三調的工作，即調氣、調形、調心，讓自己的形體坐得更穩定，氣息更平和通暢，心情也更寧靜祥和。

接著，似有若無的以細慢長勻緩的呼吸方式，用鼻子（鼻吸鼻呼）吸進一口氣，讓那一口來自大自然的清氣，悠悠的進入口腔，此時，要想像這一口氣就像是一股熱流似的。

2

暫停一會兒，意念將這股在口腔內似熱流的氣團，慢慢的加溫，並加熱到像似一團火球。緊接著，讓這股像火球一般的氣團，往下丹田的方向，以意念逐漸的將它移動，一直往下丹田的方向悠悠的往下行氣。

（奉勸初學者，練這套功夫得花上一段時間，持續不懈的習練，一定會有所成；不要只練幾個月，就失望的認為：「我都沒有感覺」，就不練了。）

靜坐內功要有信心、耐心和恆心。郭大師生前說得好：「功到自然成，好玩的還在後頭。」郭曉晤大師教功，從來不打誑語，有一說一，不誇張、不虛張聲勢。

3

守竅：等到用意念將那股真氣轉到下丹田（或稱氣海）的位置，此時，您的意念要稍微定住在下丹田，並在那團溫溫熱熱的氣團上，留意定住（二十秒左右）似有若無的，感覺一下那團真氣在下丹田的位置。換言之，此時，下丹田會有一股緩緩滾動的氣感。

4

接著，再從下丹田的那個位置點出發，往上方天突穴的方向行氣，到了天突穴（圖12）就暫時定住逗留一會兒，留駐大約五秒即可。

5

從1到4這一連串都是以意念帶領著氣團在行走，來回一上一下算做一次。結束一次完整的行氣流程之後，重新又以鼻吸鼻吐的方式來回的習練。您可以隨時習練，一次的練習，大約十分鐘左右即可。

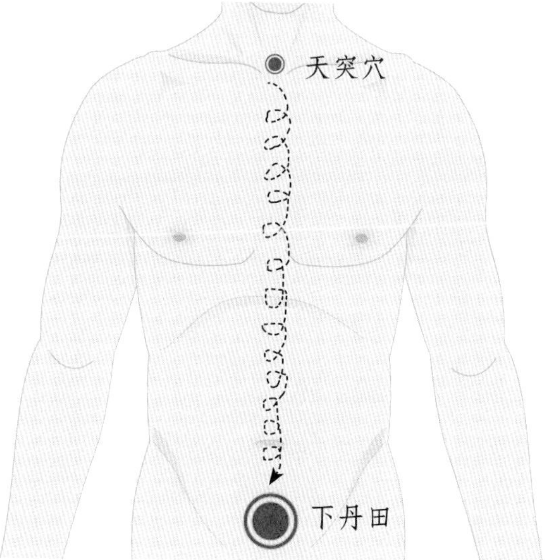

圖12

三、行氣時氣機上下交流的過程

1 當清氣由鼻子吸入，進入口腔後，這股清氣自然就會與體內的氣混合形成真氣。此時，練功者的意念要微微的逐漸加強，讓這股真氣經由任脈逐漸開始往下丹田方向移動。

2 這股真氣由上而下行氣時，會經過的穴位或關竅有承漿、天突、膻中、鳩尾（即劍突）、下丹田。只要來回移動幾次，這股氣團便自然而然，可以上通百會，下至會陰，甚至達到湧泉穴。當您的身體氣脈貫通之後，身體彷彿被悠悠的氣團不斷的按摩著，非常美妙。

3 靜坐時，當行氣方法正確，則練功者的重要關竅就會產生能量。而且，當經絡通道（即生命體流線）通暢無阻時，氣血自然通暢無比。此時，身體的末梢血管和神經的養分也就可以獲得充足的能量，自然就能達到容光煥發，精旺氣足的效果。

登高自卑，行遠自邇

只要有空就認真靜坐。慢慢的練習，把您的意念微微的放在下丹田的位置。經過一段時間的練習，您慢慢就會感覺到下丹田處，會有一股溫溫熱熱的感覺，那就對了，恭喜您！這是一個重大的關鍵性突破。

不過，這需要投入相當時間的，不可能一蹴可幾，只要您有心，相信總有一天可以突破，並一一驗證書中所描述的練功現象。

消除靜坐練功時的疑惑現象

習練交腳靜坐和靜坐內功，可以達到超凡入聖的境界。但是，殊勝的功境並不是一天即可達成的。

靜坐練功的過程中，也許會發生一些現象，只要因應得當，不迎不拒，都不是大問題，都可以過關。只要您有信心、耐心和恆心，三心具足，一定可以練出一些心得，達到一定的功力和功境。

例如：靜坐練功時，如呼吸感覺有點困難，心窩好像有東西堵住了，只要將氣息再放緩慢一點，意念再放輕鬆一些，須臾，自會感覺氣息暢通了。

又如身上某個部位刺刺麻麻的，痛得又不明顯，只是微微的刺痛，不要害怕，那是「真氣」正在修補您以前曾經受過傷的部位。經過幾次「真氣」的修補，能量補足之後，則不再刺麻，而那些舊傷將會不藥而癒了。

身體原本較為衰弱的人，剛習練靜坐之初，或許會想吐，或頭腦昏沉，不必去理會它。只要您不閉氣，用正常的速度呼吸吐納，都可以過關。假如，真的坐累了，乾脆讓自己好好的坐著睡一覺；一覺醒來自然感覺耳聰目明，神清氣爽。

要知道，靜坐之後會產生一些明顯的效果（或作用），至少您的思路更為清楚靈明，睡眠的時間也會相對減少，而睡眠的品質卻提升了；慢慢的，也會發現體內的某個關竅（穴位）似乎有一股熱流在通過；而且，您的手腳也溫熱，身輕如燕，步履穩健，走路有神。

不要懷疑，這是千真萬確的基本功境，只要您有心想練，一個月就會有「心得」。

平常心看待千百般奇幻光景

在靜坐練氣或閉目站樁時，有時，眼前突見一片光明的事物，有時，是一束光芒，如焰火般，或像七彩繽紛的霓虹光柱，或更強烈的如星光、月光、日光，五光十色，不一而足。有時，您似乎會看得到體內發出來的光，一陣光影消失後，突然間，彷佛又出現某一部位的器官臟體，似乎您有「第三隻眼」，正透視著那些器官和組織。

看到這些光景都不足為奇。郭曉晤大師生前就曾表示：「這種現象，是因為您的真氣流轉強烈到了某個程度，因而打開了第三眼。所以，產生了『內視』現象。」

因此，有人進而可以看到外界的事物，例如：遠方的風景、山川大地，任您遨遊，美國的自由女神像、法國的艾菲爾鐵塔、西班牙的聖家堂大教堂，甚至莫斯科紅場的蔥形連體教堂，您彷若身處虛空，這個世界的美景，全在您的靈視之內，有些是幻象，有些是實物實景的展現，有些是可能累世經歷的停格，有些可能是未來的斷點。

面對這些靜坐時所見到的林林總總千變萬化的光景，最好的方法，就是置之不理，不受干擾；不可沾沾自喜，沉迷著境，更不要以為自己成佛作祖了，一定要收拾我慢之心，淡定以對，靜靜的兀自獨守，任其光景來去自如。不動如山，練到「要看或不看」這些出現在眼前的虛景，由您自己決定，自由自在，這才叫做逍遙的靜坐內功。

清楚震動的原因

靜坐練功或站樁時，可能會出現身體某一部位或全身微微震動的現象，尤其在靜坐練功的時候，那是因為精神集中到達某一程度之後，自然就會產生的身體微微的搖晃或某個部位微微的或劇烈的跳動現象。

身體震動的起因，大都是因為體內的「真氣」開始要發動和運行的前兆，它所帶來的能量會使肌肉產生收縮，接著就引起某部位的震動。這是好事一樁呀！但是，請您不要執著，更不要自我暗示，更勿以為神仙附體了！

輕微搖晃時可以不必理會，只要不影響練功，仍可繼續靜坐練下去。

遇到身體的搖晃和震動太劇烈時，就改以立姿或臥姿練功，或是以慢步行功代替之，和緩一下過度集中的精神。

練功者一旦達到體內的氣機充沛的時候，難免身上會發生某一部位搏動或震動或全身搖晃的強烈氣感，有時可能出現在胸部，有時在會陰，有時在小腹的下丹田位置，這些部位似乎有那麼一股溫溫熱熱的像一顆球體一樣（或稱作氣丘）不斷的微微的悠悠流動著。

當小腹出現這種規律性的收縮又放大的現象，這是屬於自然發生的氣機流轉的現象，而非人力使然。遇上此一情況時，不必更不能慌張，更要澄心定神，恭敬禮讚天地，感恩好生之德。

當您的下丹田出現微微震動（即出現一團熱感、或脹滿感、或氣丘，或跳動、或搏動、或震動感覺）時，就是真氣即將發動運行的先兆。

當下這一刻，正宜藉機導引這股氣機（一股氣團或一絲氣絲），通過「會陰」，再用一點點意念，將這一股氣機引導到「尾閭」，逗留片刻，再從「尾閭」往上提升，沿著「督脈」由下而上依序通過「命門」、「夾脊」、「玉枕」，並一一略作逗留，讓這一股氣機直達頭頂的「百會」（亦稱泥丸），再逗留一會兒，接著，再以輕微的意念將這股氣機再往下帶，轉至前面的鼻端，並引入「任脈」的通道，隨著通過「天突」、「膻中」、「鳩尾」一一略為停留，練功者的念頭要一個穴位一個穴位的往下移動，又回到「下丹田」（氣海）的原始起動點，這樣便構成一個完整的小周天循環，也是打通任督兩脈的基本方法。

如果您進入了這個功境的位階，代表您終於取得習練上乘氣功的門票啦！正如宋代丹道高人俞琰在《周易參同契發揮》肯定的指出：「人能通此二脈則百脈皆通，自然周身流暢，無有停滯之患而長生久視之道，斷在此矣。」

進階思考問題與題解

回想一下，小周天所經過的路線，有哪幾個重要關竅或穴位？您了解該如何用意念引領您的體內真氣循著任督二脈行走嗎？

小周天的練法如下：

1 以細慢深長勻的方式用鼻子吸氣，使氣息不急不徐的進入體內肺部，並以意念帶著這股吸進來的氣，讓它通過天突穴、膻中穴、鳩尾穴，並暫時停留在下丹田的部位。

2 接著再度用意念帶著下丹田這個部位的真氣，讓它走到會陰、尾閭（長強穴）、命門、夾脊、大椎、上達頭頂百會，然後往下走，通過承漿、天突，並繼續移動到下丹田。

3

剛開始練習時，可能完全沒感覺。但是，您一定要有信心，初期練習，只要在經過的每個穴位稍做停留半刻即可。練久了，在您每個停留點，就會慢慢有一點點溫熱的感覺。當然，那股真氣的強度，會越練越明顯。

4

關於行氣部分，一定要多靜坐練習才會進步。只看書本不實踐靜坐練功，等於入寶山空手而歸。

第六節　經絡理論與練功的關聯性

經絡（關竅或穴位）與練功養生之間，存在著非常重要的關聯性。經絡學所探討的無非就是這個重點，用在針灸也好，用在練功的通經過脈也罷，道理都一樣。簡單的說，經絡的功能與作用在於：運行氣血、調和陰陽、抗禦病邪等三大項目。其中，又以運行氣血是關鍵中的關鍵。

生命的四大元素

根據《黃帝內經靈樞本臟篇》，維繫人的生命有四大因素，即血、氣、精、神。《黃帝內經靈樞本臟篇》開宗明義指出：「人之血氣精神者，所以奉生而周於性命者也。

經脈者，所以行血氣而營陰陽、濡筋骨，利關節者也。」

其中，較難的是「營陰陽」這三個字：在此，「陰」，指血（包含津液），「陽」，指氣。「氣」負責供應能量給五臟（肝、心、脾、肺、腎）六腑（膽、小腸、大腸、膀胱、三焦）。人的五臟六腑必須均衡地運作，身體才能保持健康。所以，血氣兩者要配合作用。而且，氣又可以經由循環通道的經絡，在體內循環流動。因此，我們練功行氣，就是要強化「氣」的作用，讓它帶動「血」，去除體內氣鬱氣滯的現象。

所以，靈樞本臟篇的這段話換成白話文，大意如下：「人體的血、氣、精、神要能相互為用，才能營養生命，使得真氣周遍全身。而經脈的作用，就是讓『氣』循著經脈促進『血』的流通，供應充足的養分到全身的五臟六腑。因為，血氣和順時，氣才能在經脈中流行無阻。氣血能如此順利的在全身循環不已，維持著身體機能的平衡，從而使得筋骨堅勁強固。而且，所有關節的活動也變得輕快利落。」

人的氣血精神這四大要素之中，氣血，扮演著主導作用的角色，因為「神為氣化」，精和神都來自於氣血。只要氣的流動通行正常，那麼，接收能量養分的五臟六腑就能維持應有的機能。如此，身體自然就可以維持健康，延年益壽。

氣血之間的關係

「氣為血帥」的「帥」，就是統帥、主帥之意。

氣為血帥的「帥」字，要以「動詞」來解讀，帥就是驅動著血液往前流動的意思。誰在驅動血液往前走？就是體內的「氣」，這裡的氣指的就是「真氣」。

換言之，「氣」（真氣）具有帶動、推動血液流動的作用。接著，就是血載氣行。打個比喻來說，帶頭大哥帶著一群小弟行走江河（經絡所經過的通道都是沿著血管和神經叢居多）之際，中間當然也會經過比較大一點的湖泊或沼澤（指的是重要關竅如：下丹田、百會、會陰、膻中、鳩尾、尾閭、夾脊、玉枕等）。

練功訣竅在此，就是從這些氣機較強的重要關竅（穴位）切入，把意念先放在那個關竅穴位上，再用一點點的意念（意念保持著似有若無，必須自己慢慢去體會）在氣機啟動之處（譬如下丹田）開始導引這股氣機，循著任督二脈的穴位，用意念行氣小周天（或大周天）。所以，習練靜坐內功，不能不了解中醫的經絡理論，其原因亦在此。

就實際練功而言，以任督兩脈最重要。郭曉晤師父常說：「人能通任督兩脈，則百脈皆通，真氣周流，全身無有停滯。」

鑑於打通任督兩脈是練功最大關鍵處，故再就任、督兩脈做進一步的解說。

再論任脈

「任脈」，是一條經脈，奇經八脈之一。行於胸腹部正中，共計二十四穴，全部分布在面、頸、胸、腹的前正中線上。

「任」字，有擔任、任養之意。因此，任脈，總管周身之陰經，又稱任脈為「陰脈之海」。

任脈的二十四個穴位（下頁圖13）：會陰穴位於大、小便排泄口的兩陰之間，由下往上，是曲骨，接著是恥骨之前的中極穴，繼之關元、石門、氣海、陰交、神闕（下丹田）、水分、下脘、建里、中脘、上脘、巨闕，上接鳩尾、中庭、膻中、玉堂、紫宮、華蓋，循璿璣、天突、廉泉、抵承漿穴。

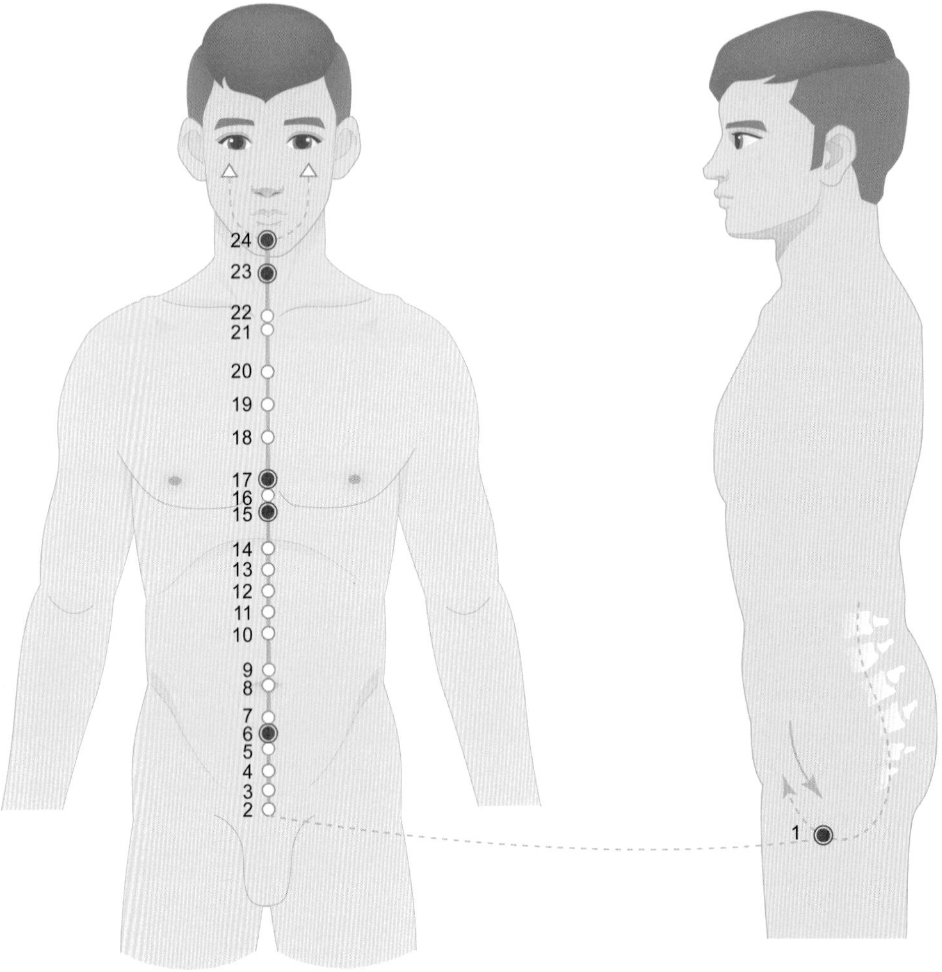

1. 會陰	9. 水分	17. 膻中
2. 曲骨	10. 下脘	18. 玉堂
3. 中極	11. 建里	19. 紫宮
4. 關元	12. 中脘	20. 華蓋
5. 石門	13. 上脘	21. 璇璣
6. 氣海	14. 巨闕	22. 天突
7. 陰交	15. 鳩尾	23. 廉泉
8. 神闕	16. 中庭	24. 承漿

圖13　任脈穴位示意圖

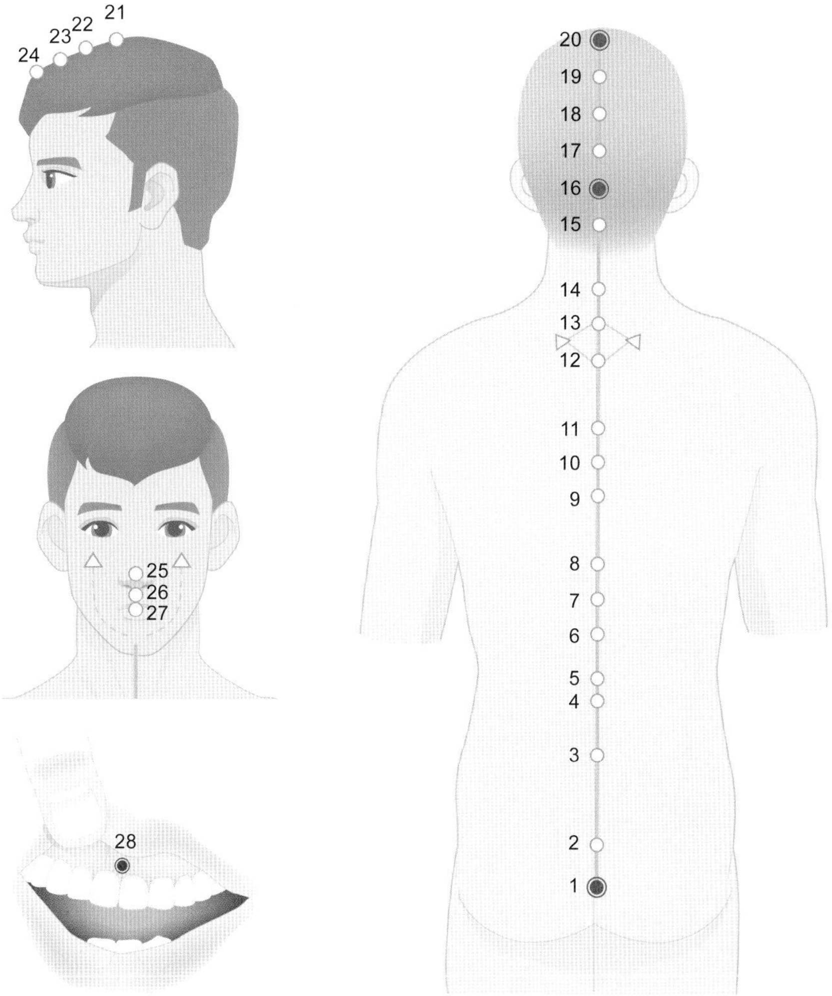

1. 長強（尾閭）
2. 腰俞
3. 腰陽關
4. 命門
5. 懸樞
6. 脊中
7. 中樞
8. 筋縮
9. 至陽
10. 靈台
11. 神道
12. 身柱
13. 陶道
14. 大椎
15. 啞門
16. 風府
17. 腦戶
18. 強間
19. 後頂
20. 百會
21. 前頂
22. 囟會
23. 上星
24. 神庭
25. 素髎
26. 水溝
27. 兌端
28. 齦交

圖14　督脈穴位示意圖

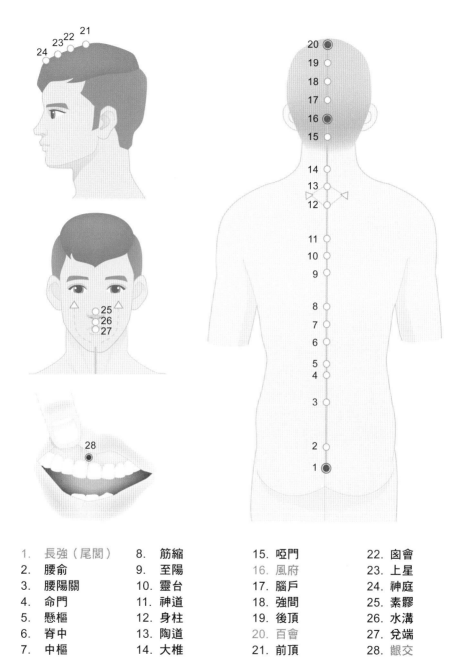

再論督脈

「督脈」（上頁圖14）也是奇經八脈之一，起於長強穴，行於背後中脊，以次為腰俞、腰陽關、命門、懸樞、脊中（夾脊關）、中樞、筋縮、至陽、靈台、神道、身柱、陶道、大椎、瘂門、風府、腦戶、強間、后頂、百會、前頂、囟會、上星、神庭、素髎、水溝、兌端、止於齦交穴，共二十八個穴位。

督脈行於背後中脊，總領諸陽，故謂之「督」，是奇經八脈的主脈，與手三陽經、足三陽經都有聯繫，所以又稱是「陽脈之海」。督脈與腦、髓、骨息息相關，所謂「腎主骨生髓」、「腎藏精，精生髓，髓養骨」、「腦為髓之海」。

任脈與督脈必相交，下交於會陰，上交於唇

靜坐練功後，當打通任督二脈，會陰部位會出現溫溫熱熱的一脹一縮的感覺。

有志於練功的人，要練到《周易參同契》所謂的「**修之不輟修，庶氣雲雨行**」的境界。

空談理論，並不是跨進靜坐內功門檻的正確方法。說百不如動一，心動不如行動，有空就練靜坐內功，紮紮實實的實踐修煉功夫。

靜坐是養氣法，也是布施法。靜坐不只可以培養您自己的真氣。有了心得之後，行有餘力，還可以幫助氣弱的人，發氣給他們，補強對方的能量，與人為善，進而啟動其生命力，讓對方也找到生命的本源和自性。這又是另一番捨身愛人的生命情境。

進階思考問題與題解

您了解縮小腹提陰竅的重要性嗎？為什麼有時候練功之前要先提陰竅呢？

「任脈與督脈必相交，下交於會陰，上交於唇」，這是經絡理論的重點之一。

記得當年，剛開始練習站樁之際，郭曉晤師父常常提醒每次正式站樁之前，一定要先做六次的提肛呼吸。吸氣時，把肛門慢慢夾緊；吐氣時，把肛門慢慢鬆開。做六次。

不久後，我練到站樁一次可以站到四十分鐘，發現會陰部位，溫溫熱熱的感覺。於是，便嚐試著不做提肛動作，只是以意念輕輕放在會陰，同樣也能產生溫熱的感覺，甚至感覺在那個部位有一股真氣在旋轉，一圈一圈往外擴張。

後來，讀到「任脈與督脈必相交，下交於會陰，上交於唇」，我終於體會並了解任脈與督脈的交會處，真氣的形成都很敏銳強烈。所以，稍微用點意念時，很快就能啟動氣機，百試不爽。原來，剛開始站樁所做的提肛呼吸，居然可以發揮這麼重大的作用。

第四章　動功

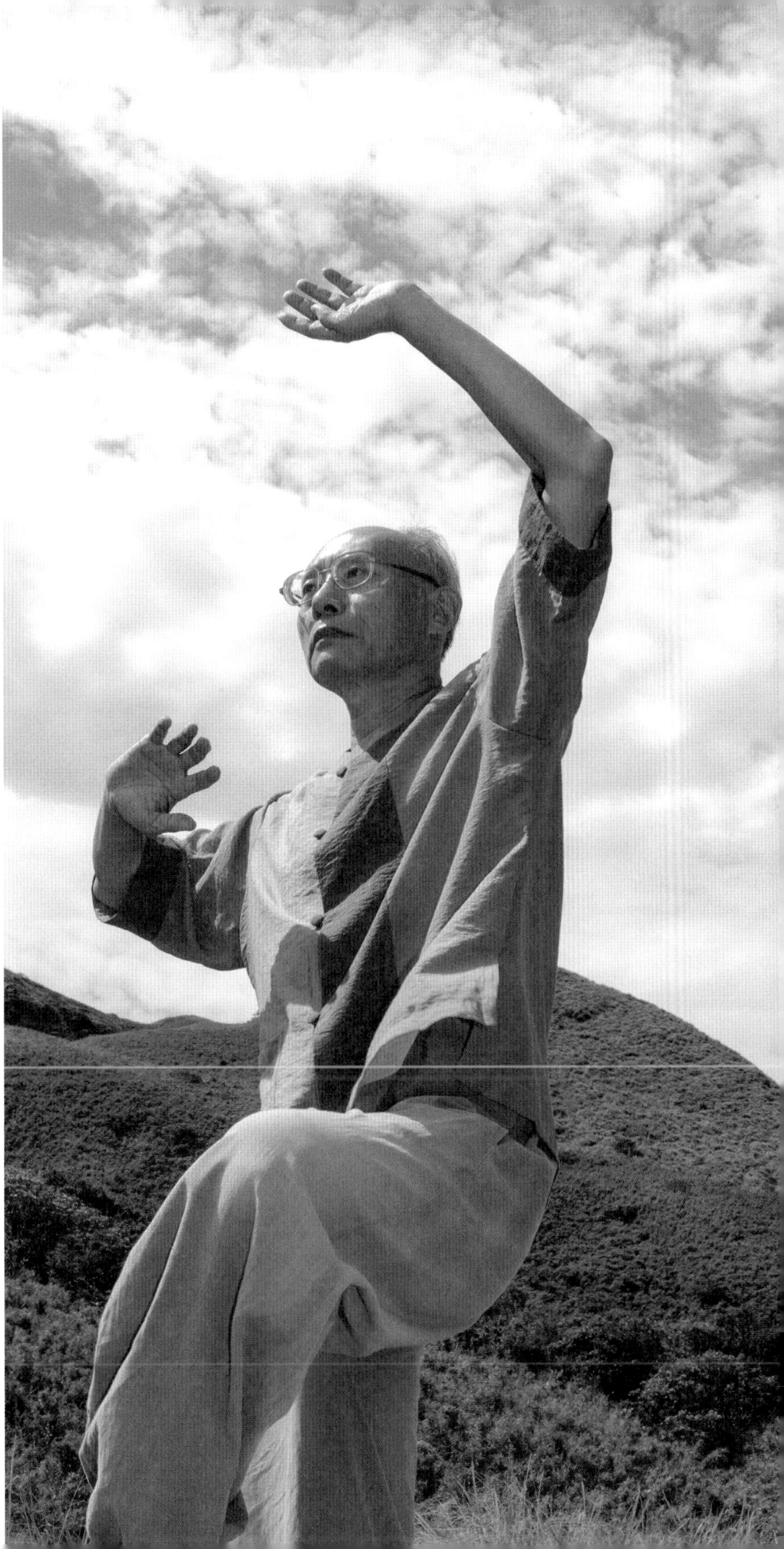

清晨，走在臺北市民權東路的榮星花園，或忠孝東路四段國父紀念館的公園廣場，或在中山南路的自由廣場（中正紀念堂廣場），甚至遠在台灣中南部各城市的大型公園：像台中公園、嘉義公園，都會看到許多團體和個人在樹蔭林下、廊道上或噴水池邊，認真的活動筋骨。這些熱愛運動的人，有的跳舞，有的做健康操，有的打太極拳，也有練自家功法的，還有些人則默默的繞著操場快步行走，也有席地集體靜坐或集體站樁的團體；也有些團體的練功者，還搭配某些動作，吸氣——吐氣，吸氣——吐氣，跟著特定的口令，或隨著音樂一起挪步伐、移形轉身，也有的兀自不動如山，各練各的功，五花八門，令人眼花撩亂。

然而，「內行看門道，外行看熱鬧。」，明眼人一看，就能分辨功夫的高低。如果出手有節奏感，一舉手一投足，很像好的文章符合起承轉合的脈絡，八九不離十應該是個中好手了。

經過這類高人的身旁，也許還會發現這類人身上散發著勁力十足的精氣神，臉龐紅潤，步伐輕巧，氣色殊美，抬頭挺胸，絲毫沒有遲滯、猶豫不決的感覺。

第一節　動功的意義

為什麼他們會有這麼健康的身心體態？是練了什麼功法嗎？簡單的說，他們是在練「精、氣、神」。

當精足、氣旺、神定，具體的表現就像那些練功高手所呈現的一樣，有健康的體魄、動靜有形、臉色紅潤、皮膚粉亮，呈現不凡的仙骨氣韻。

其次，就生理結構而言，所有的動功都脫不了藉由六大關節、與周遭骨骼肌與肌肉的牽引、旋轉、顫動和伸曲；或是以脊柱與腰椎為主的伸屈與轉動，以及雙手雙足的十指運動。最後進而達到活絡全身的氣血，活化細胞組織，促進新陳代謝，健胃強脾，養肝腎，醒心腦，徹底排除體內的毒性物質，一掃陰濕寒火躁熱的濁氣，臻於「**清虛其內，輕鬆其體，回歸本源，眞氣充盈，易形換神，動靜交養**」（即清心寡欲，放鬆身體，保持心性純真，讓真氣充滿全身，掃除體內的陰鬱積滯，變得容光煥發，氣血通暢，和諧寧神）的修煉境界。

因此，以最簡單的話來說，如果您練的動功，是在細慢深緩長勻穩的呼吸狀態之下，同時在鍛煉全身筋骨肌肉的鬆活過程中，都是以牽引、轉動、旋轉六大關節周遭的骨骼、肌肉和神經為主，或是以強化中間脊柱和腰骨，使之更為靈活的轉動與伸屈，或是鬆活雙手與雙足的十指經絡系統。

恭喜您，這就練對了門路。

請再仔細的檢視一下，目前所練的動功，是否轉動了肩肘腕髖膝踝等六大關節？是否同時也動到了腰椎和脊柱？是否也會動到雙手雙腳的十指末梢部位？如果您練的動功，以上這些部位全部都動到了，那就是正確的動功練法。否則，您可能要考慮換換別的方式。

好的指導老師如何找？

條件是：要具備好的德行，身懷真功夫，如果重名輕義貪財好色，最好避之莫近。千萬別找來歷不清楚的、沒有師承的、住在哪裡也不清楚的「雲水師父」，或廣告「名氣」很大的，碰上這些「大師」要慎思再三，並進一步觀察其言行舉止。若師父講述功理，言之有物，說明示範，鏗鏘有聲，一動一靜，毫不含糊，條理分明，深入淺出，而且，心地光明正大，視徒弟如親人，量才調教，適性教學，涵養十足，那就OK了。

進階思考問題與題解

您知道習練動功時，要動到身體的那些重要部位嗎？

1 在鍛煉全身筋骨肌肉的鬆活過程中，有沒有牽引、轉動、旋轉到六大關節（肩關節、肘關節、腕關節、髖關節、膝關節、踝關節）周遭的骨骼、肌肉和神經。

2 有沒有強化中間脊柱和腰骨，使之更為靈活的轉動與伸屈。

3 有沒有鬆活雙手與雙足的十指經絡系統。

如果具備以上三大關鍵練功部位，才是最完整的習練動功的方法。

第二節　汾陽氣功五行八步的功理

正確的經常活動身體

有一回，送一位好朋友到臺北市常德街台大醫院門口，雖然只短暫停留，但是，這一片刻，看到了不少令人低迴不已的景象。

有身上掛著點滴側著身子坐在繁忙車道旁牆垣的病患，也有病人在腰腹間掛著尿袋一跛一跛的走進醫院；這時，就在醫院大門口正好停著一部私家轎車，裝扮像外勞的女傭轉身忙著從後面行李箱取出準備住院的細軟，其他兩位家人也幫忙把車子裡的老人抬出來，那位老人家看起來好像很久沒曬過太陽似的，臉色慘白，快癱了的模樣。三個人一起攙扶著體弱的長者進入醫院的畫面，令人不捨又難過。其實，這一類場景，是許多大醫院的急診室司空見慣的事。

在那一刻，我閃過一個念頭，如果大家都能早點來練功的話（真的，千金難買早知道），今天情況也許不至於如此不健康了。

吊點滴、提尿袋、拄著拐杖，進出時需要別人的攙扶，這些與疾患有關的情景，讓我進一步想到比較沉重的死亡原因。

看別人，想一想自己

據了解，造成死亡有四大原因：就是受傷、感染、退化性疾病和癌症。依據台灣衛生署的資料顯示，近二十年來的死因統計，以惡性腫瘤（即癌症）高居第一位，幾乎每四位死者之中，其中就有一位死於癌症。

再以罹患癌症的排名而言，肺癌居首，其次是肝癌，依次是結腸直腸癌、女性乳癌、胃癌、子宮頸癌、口腔癌、攝護腺癌、淋巴癌和食道癌。

經過醫療專業人士進一步的分析研究又發現，近幾年台灣社會之所以癌症如此猖獗，與某些生活習慣和飲食方式習習相關。而這些致癌的原因，包括暴飲暴食、吃宵夜、三餐不定時、冷熱不忌、冷熱混食亂搭、倉卒時間進食、早餐不吃，或一大早就喝下冰涼的飲料。

眾所周知，早餐，是一天精力的重要來源。但是，由於目前繁忙的工商社會，每個人每天似乎都在趕行程似的，時間排得相當緊湊。大部份的人為了趕著上班打卡，導致早餐不吃，讓空腹打轉，或一時貪快，就以路邊攤的冷飲代替之，殊不知經常在空胃的狀態之下，一杯冰冷的飲料喝下去，身體會馬上引起雞皮疙瘩的反應，而胃黏膜和胃壁組織也為之僵化、硬化，久而久之，朝朝日日受創，胃部機能怎麼會不受到損傷呢？如此自我摧殘之下，脾胃的問題就會不日趨嚴重。

切記！要從記取「飲食有節，起居有常。」的常規，儘量維持自己的正常生活方式，從日常生活起居和飲食做起。

命，是要靠自己來維護的，而不是依靠別人，或是所謂的「神醫」、「氣功大師」來救您的命。

就拿「不吃早餐」和「一大早灌冷飲」這兩件事來說，「早餐不吃」這點能不能改善呢？真的找不出改進的方法嗎？如果不再那麼晚睡，也許就不會因為睡覺時間不足而賴床起不來；相反的，如果早上能稍為早一點起床，那麼，就可以有較充裕的時間，吃一份舒舒服服的早餐。譬如：一杯現打的不冰不冷的綜合鮮果汁，或是一碗熱小米粥、或溫熱的清粥、或是溫熱的芝麻糊、或是一杯熱豆漿、米漿。此外，再加上一顆水煮蛋，或是一份水果三明治。清淡、不油、不膩。然後，輕輕鬆鬆的上班去，保證既不會傷了脾胃，也不會誤了打卡的時間。

把最根本的生活問題做了正確的處理，行有餘力，想要把身體練好，那麼，給您一個良心的建議，選擇一項正確的功法，好好的鍛煉。找到正確的功法，經常習練，所花的時間絕對會為您帶來健康幸福的日子。

汾陽氣功五行八步的原理

現在要介紹的，是讓我受益良多的汾陽氣功五行八步功法的原理。

汾陽氣功五行八步，是郭家汾陽氣功傳人郭曉晤師父在台灣首傳的功法，也是郭師父生前教功非常自豪的一套功法，很多有慢性退化症，或肝病、或癌症的患者，因為勤練這一套功法，都得到很好的效果。

這一套功法的特點：它是以一種上下活動腰部與脊椎的鍛煉方法，除了少數幾個功式以外，五行八步的大部分功式，都是以**通過腰椎、中間脊柱為主的軀體活動，包括：顫動、旋轉、伸屈等動作，以達到「清虛其內，輕鬆其體，活用氣機，圓滑不滯，體轉如羽，氣遍周身」的功境。**（大意：保持清心寡欲，全身放輕鬆，多練功，正確的讓真氣循著經絡的通道，流轉運行到全身，並掃除體內的積鬱阻滯。於是。身體變得無比輕盈，動作俐落，全身五臟六腑的氣血通暢，整個人顯得和諧寧靜。）

從生理機能而言，這一套功法具有達到強化中樞神經的正常功能，並促進血液循環，增加細胞組織的新陳代謝，調理全身各部位的生理機能之功效。因此，勤練此功法，就能充實真氣，補強能量，強化體質，達到有病治病，無病保健，延年益壽的目標。

我們觀察一般人體的健康狀態，大概在中年（四十歲前後）以後，身體機能就逐漸轉趨衰退；到了老年（六十歲），所出現較明顯的是腎虛、膝軟、肌肉萎縮、彎腰駝背、動作遲頓和記憶力差，而這一套五行八步功法正是抵抗這些衰老現象和病症的動態氣功鍛煉法。

根據中醫經絡學的理論，腰椎和中間脊柱是人體督脈通過的地方，也是精髓升降之路。

腎是先天之本，精髓的泉源，也是身體能量的基地。所以，透過練功強化腎的功能，就具有強化藏精、健骨、生髓和醒腦的作用。

所以，如何加強腰椎和脊柱的鍛煉，便成為練功非常重要的切入點，強化了腰椎和脊柱，勢必更能促進任督兩脈的通暢，最後達到強身固精、元氣旺盛、精力充足、四肢勁道有力。精氣一足，就能不斷的補腦益髓，中樞神經也就更為健康。

從生理解剖的觀點而言，練這一套功法，經常要做一些伸腰展臂、伸脊固髓的氣功動作，日日鍛煉，久而久之，必能促進脊柱的靈活，以及防止肌肉萎縮；並能促進腹腔、骨盆腔的血液流通，以改善腸胃功能；健脾固胃，自然增進食慾，強壯後天之本。

舉例來說：汾陽氣功五行八步中的「三環振臂」、「交叉運臂」這兩個功式，就可以達到鬆活肩、肘、腕等各部位的關節與周遭的骨骼和肌肉。同時，也能促進雙手雙足的十指神經末梢經絡系統的暢通。一旦手足末梢的氣血都充足了，全身自然而然就不會虛冷，而虛冷正是百病之源。

從實踐證明：這一套功法確實可以保持體內各個系統的活力，防止早衰，去病延年。長期堅持習練此一功法，當可長壽康泰，不必疑惑，練就對了。

練習動功的關鍵：

1. 肩、肘、腕、髖、膝、踝這六大關節和周遭的骨骼與肌肉一定要動一動。
2. 腰椎要勤動，中間脊柱也要一節一節鬆活開來。
3. 雙手雙足的十指末梢一定要多搓多揉、多活動，不能讓它虛冷。

第三節　五行八步功法簡要版
——上班族的功法福音

學習的成本
練功裝與乾毛巾。
一壺溫開水，隨時補充水分。

學習的效益
精氣神飽滿，輕步如燕，臉色雅美。

練習的時間
每天練半小時，早晚各一次。

注意事項
練功結束時，將汗水擦乾，以防感冒。

「您給我時間，我給您健康。」是唐朝名將「汾陽王」郭子儀後裔郭曉唔師父生前傳授氣功的文宣語詞。

郭曉唔師父發現一般人大多疏於鍛煉身體，又難以叩入氣功之門，而其歷代祖先又都為上百歲的人瑞，於是，心生慈悲，將原本傳內不傳外的郭氏家傳功法「汾陽氣功」公諸於世。

「汾陽氣功」最基礎的動功功法就是五行八步六十四式，全套招式練完約需一小時左右。可是現代人大都忙碌不堪，當年郭曉晤大師在世時，內人張玉珠女士曾徵得師父的同意，從完整版中摘選下列十六個功式，供上班族午休時間練習。本書配合篇幅，僅介紹簡要版的五行八步功法，經常習練也可以達到強精健骨，內練筋皮骨，外練精氣神的功效。

一 三環振臂

有助於平心靜氣，舒筋活血。

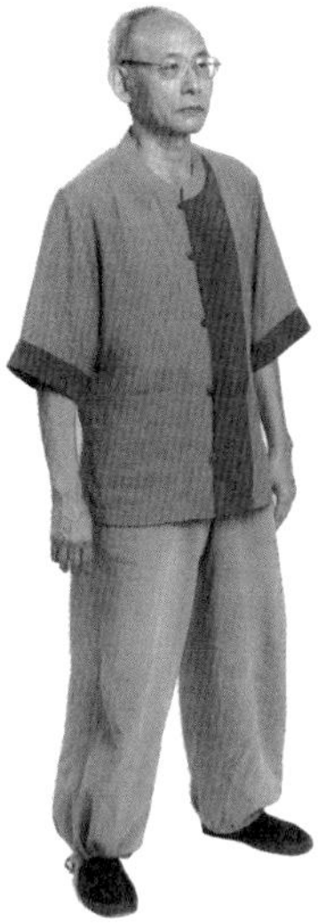

step 1

立正站好，兩腳與肩齊（內肩齊），腳尖腳跟成一直線，全身放輕鬆，眼睛平視前方，消除雜念。

step 2

吸氣，兩手向前平伸；吐氣，兩手向下向後甩，甩的時候不要太用力。

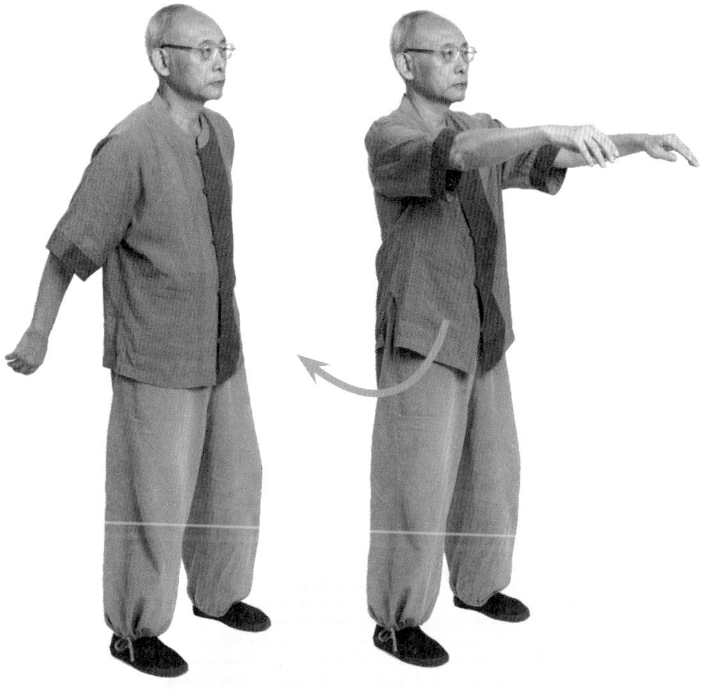

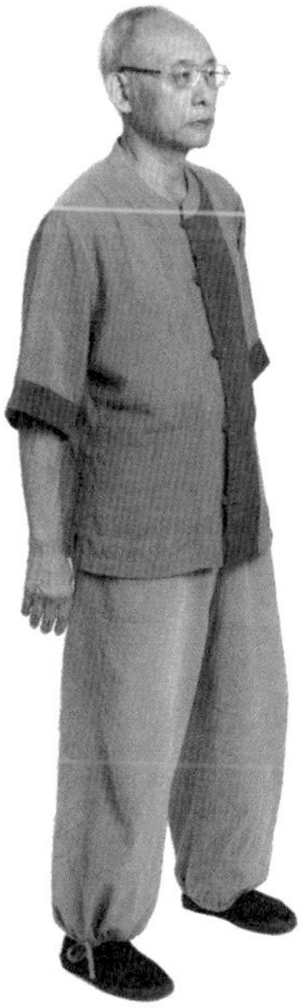

step 3

呼吸自然，繼續做72次。結束時，兩手慢慢向下擺動，一次比一次低，甩8下，慢慢停。（練功時，都採鼻吸鼻吐。）

二 交叉運臂

有助解除胸悶，柔和筋骨。

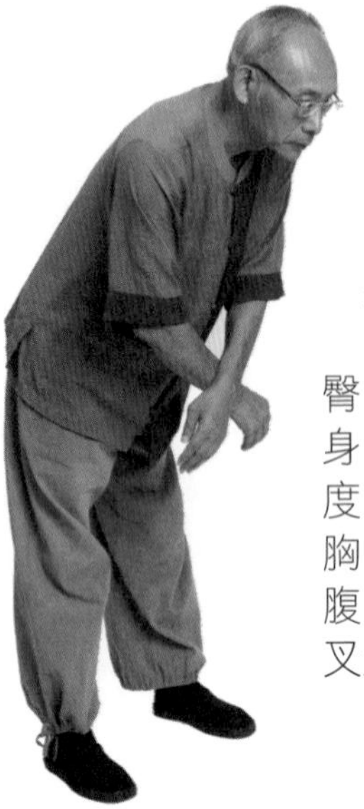

step 1

臀部微微向後移，上身向前傾斜15至25度，腳心踏地，微挺胸，收下巴，收小腹。起式，兩手先交叉置放於腹部前。

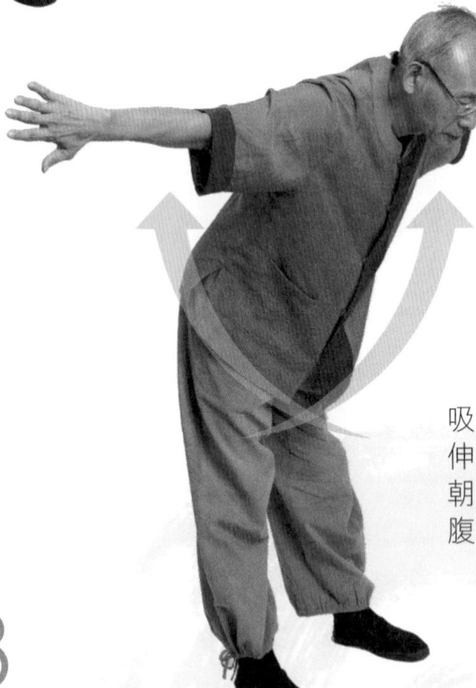

step 2

吸氣，兩手向兩側平伸，手背朝前，手心朝後；吐氣→兩手在腹前交叉。

step 3

呼吸自然，繼續做72次。結束時，身體先抬正，兩手向下擺動8次，慢慢停。

三 頸部運動

可強化頸部肌肉筋絡，具防癌、防瘤作用。

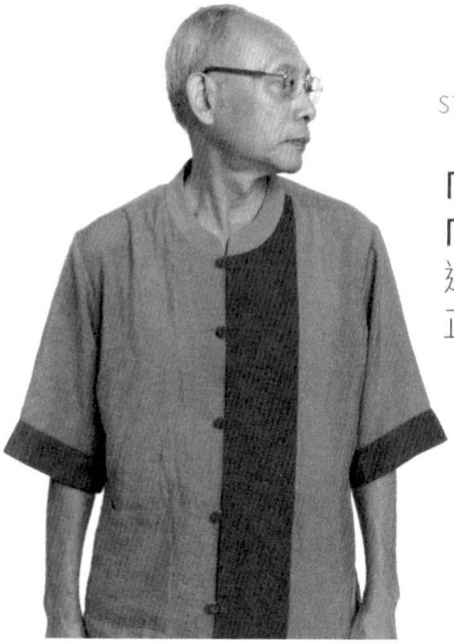

step 1

向左：吸氣，頭慢慢**向左**轉，眼睛平視左邊；吐氣，頭慢慢回正，重複做3次。

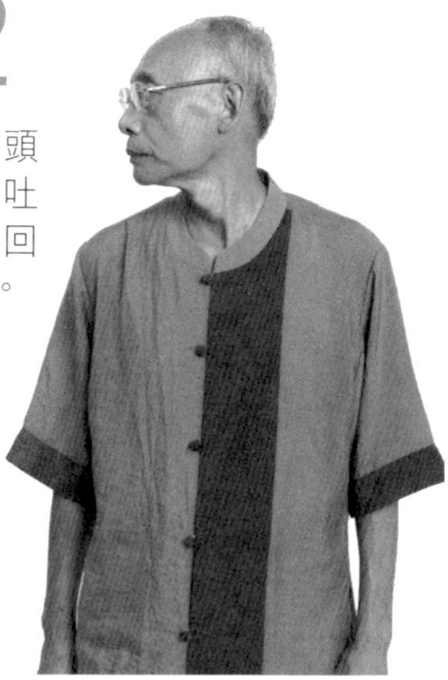

step 2

向右：吸氣，頭慢慢**向右**轉；吐氣，頭慢慢回正，重複做3次。

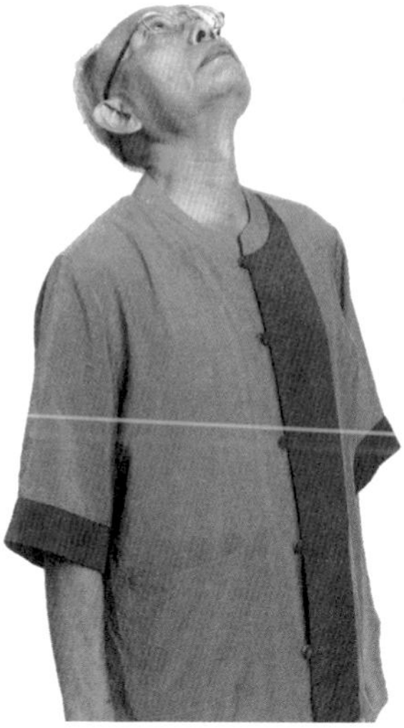

step 3

向後：吸氣，頭慢慢**向後**仰；吐氣，頭慢慢回正，做3次。

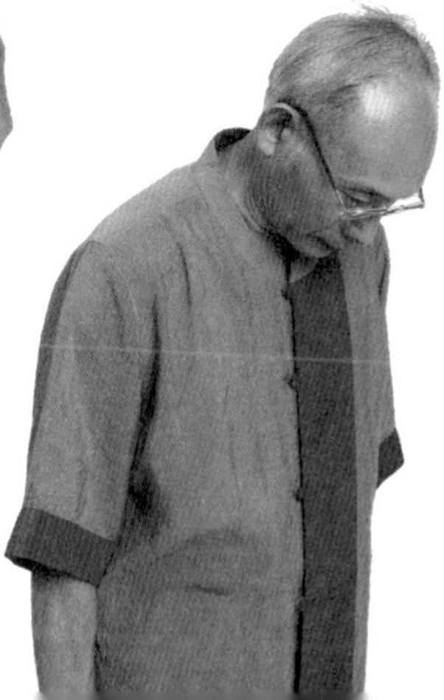

step 4

向前：頭向前，低頭先吐氣；吸氣，頭慢慢回正，做3次。

四 轉環左右

可強化頸部肌肉經絡，具防癌、防瘤作用。

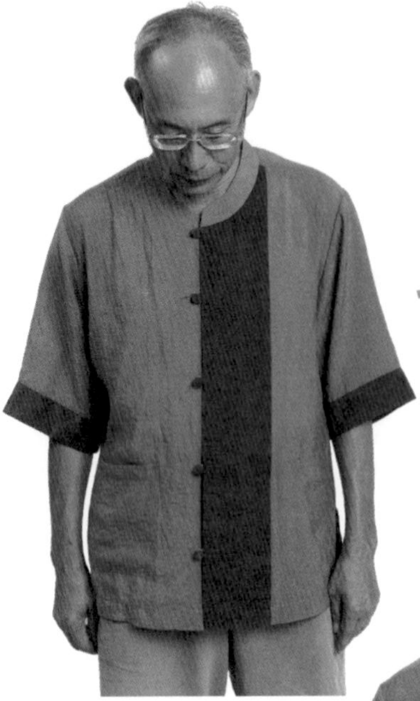

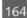

step 1

吸氣→頭先向下、向左、向後轉半圈；吐氣→頭回正。

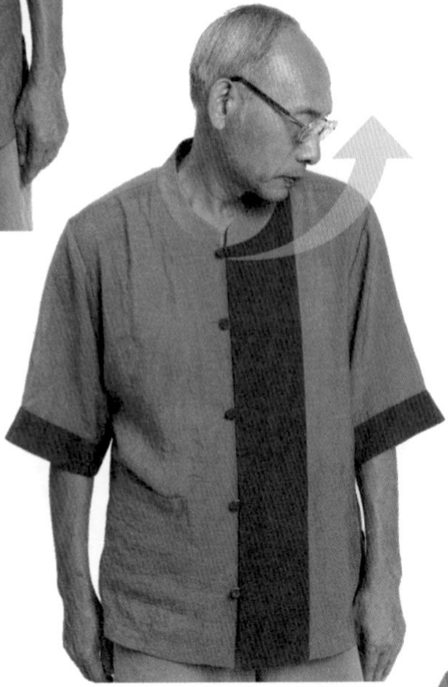

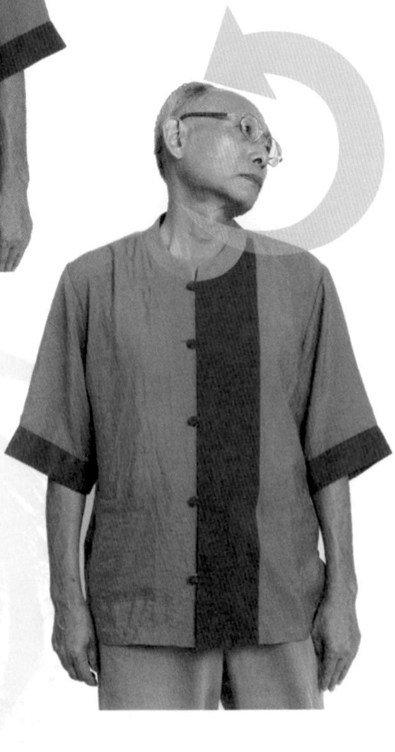

step 2

再換右邊，吸氣→頭向下、向右、向後轉半圈，吐氣→回正。頭轉動時動作要緩慢；重複做3次。

五 騎馬登山

提升肩臂頸道，可增強胸筋的功能，預防五十肩。

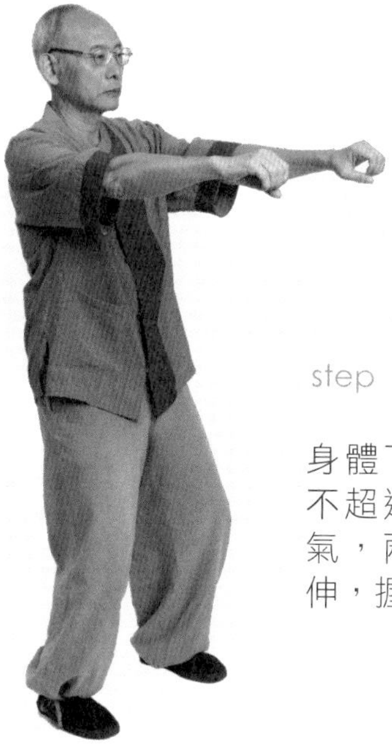

step 1

身體下蹲，膝蓋不超過腳尖。吸氣，兩手向前平伸，握空拳。

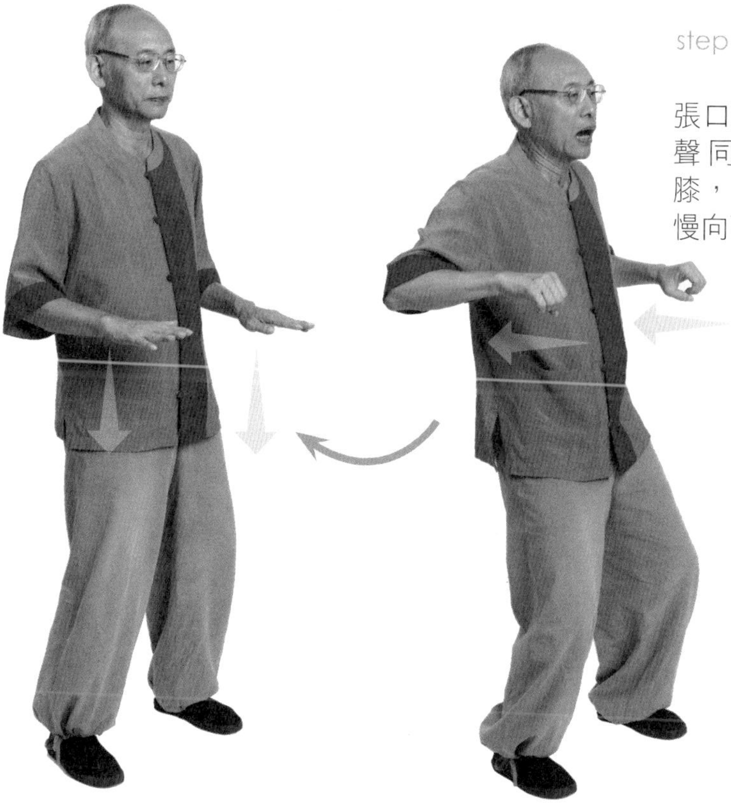

step 2

張口大聲「哈」一聲同時收拳，鬆膝，吐氣，兩手慢慢向下按。

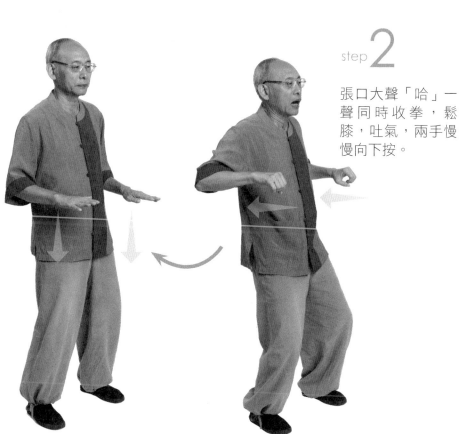

六 鳳凰單展翅

預防扳機指，雙手麻木、顫抖，並增強肩力。

step 1

兩手向前伸直，向兩側分開，掌心朝下，提腳跟一次比一次高，分5次上提。

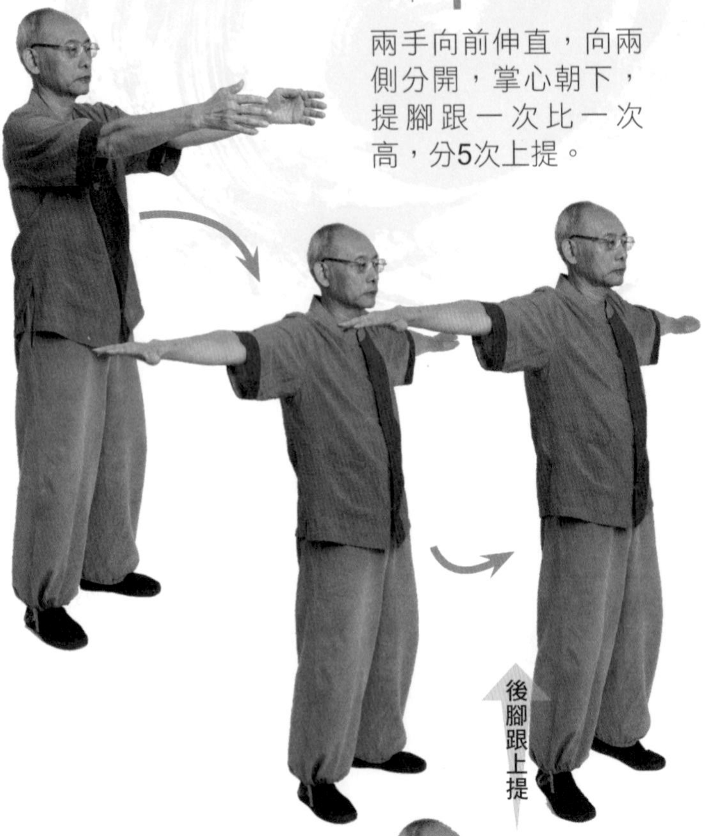

step 2

緊接著，腳跟分3次下落，第3次下落時，注意要震動後腳跟。

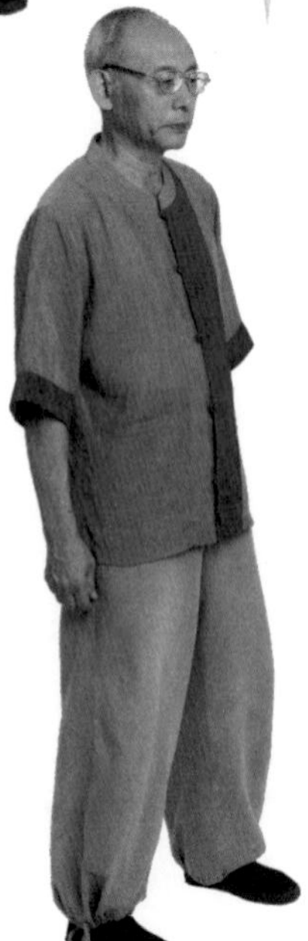

step 3

重複做1次後，兩手慢慢放下；每回做2次。

七 海底撈月

預防手指痛風，腰背疼痛與椎間盤突出。

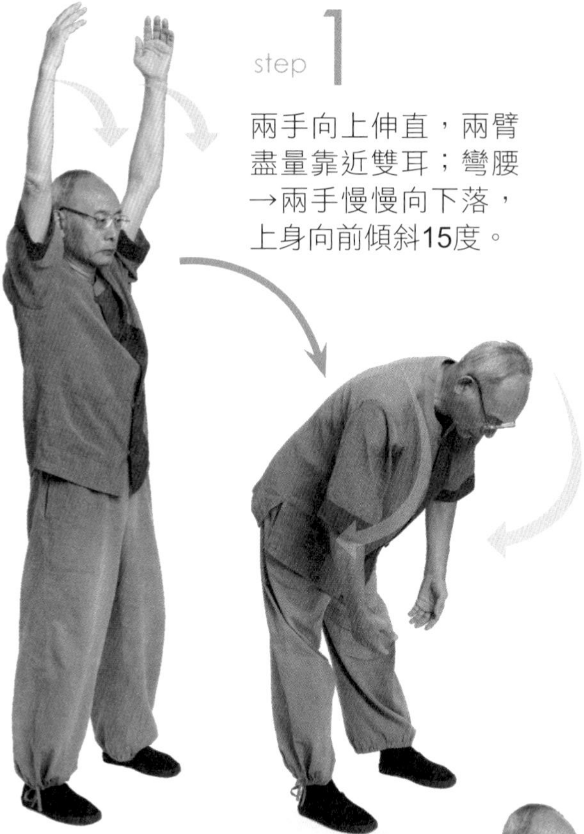

step 1

兩手向上伸直，兩臂盡量靠近雙耳；彎腰→兩手慢慢向下落，上身向前傾斜15度。

step 2

手心朝上，吸氣→兩手慢慢向上提，到膻中，停一下，翻掌；吐氣→兩手沿著沖脈向下按；做3次。

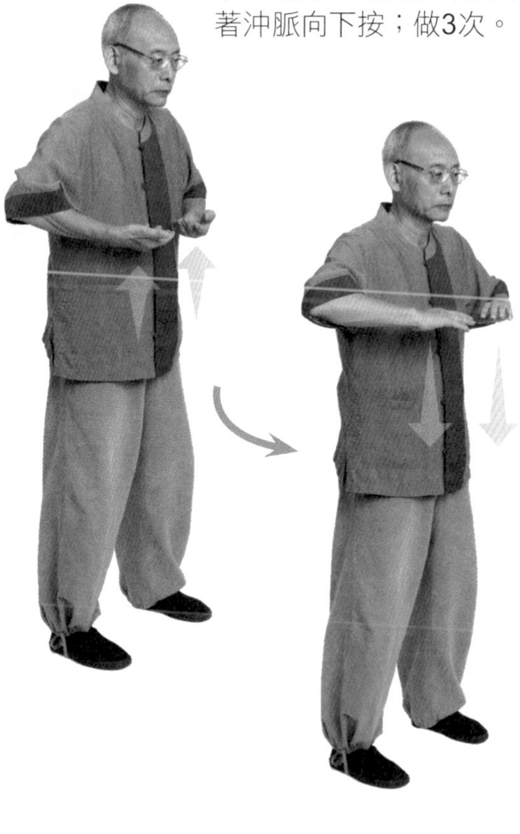

膻中：
位於胸部，當前正中線上，第四肋骨間，即兩乳頭連線的中點。

八

抱腹托月

可強化頸部肌肉筋絡，具防癌、防瘤作用。

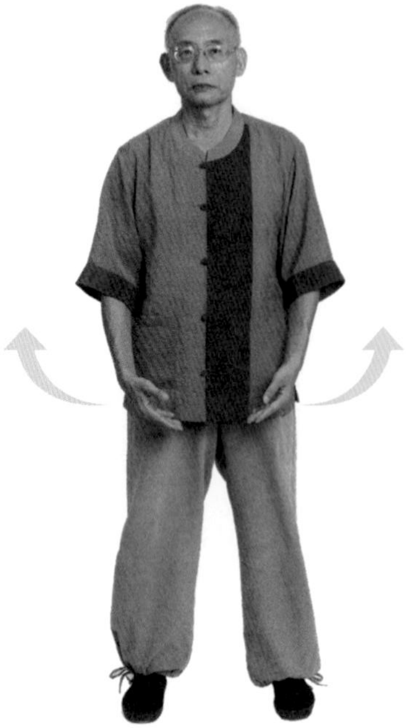

step 1

吸氣→兩手由腹前向兩側上舉，到肩膀上方掌心朝上，把肋骨撐開。

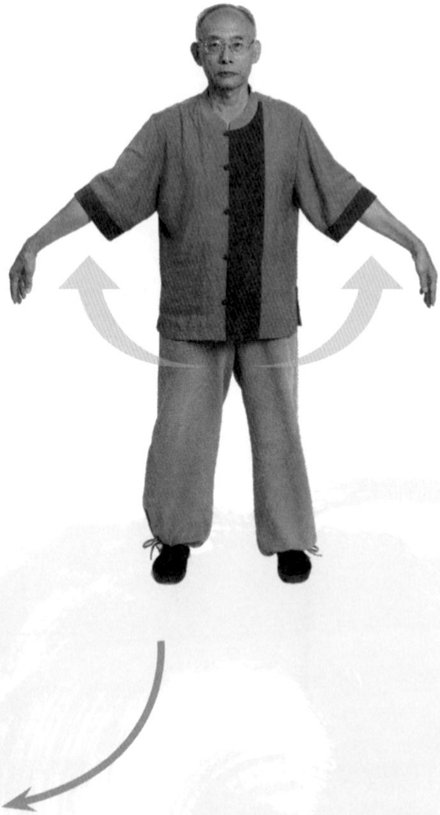

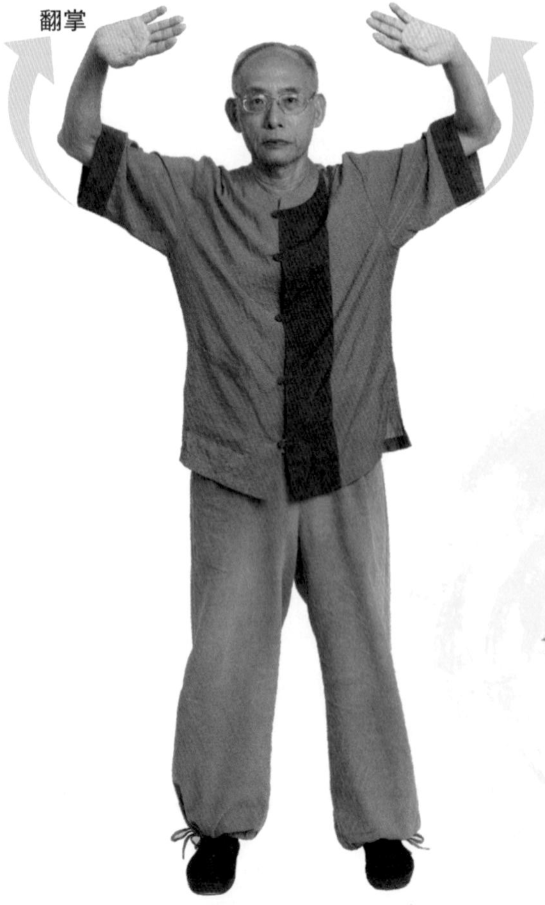

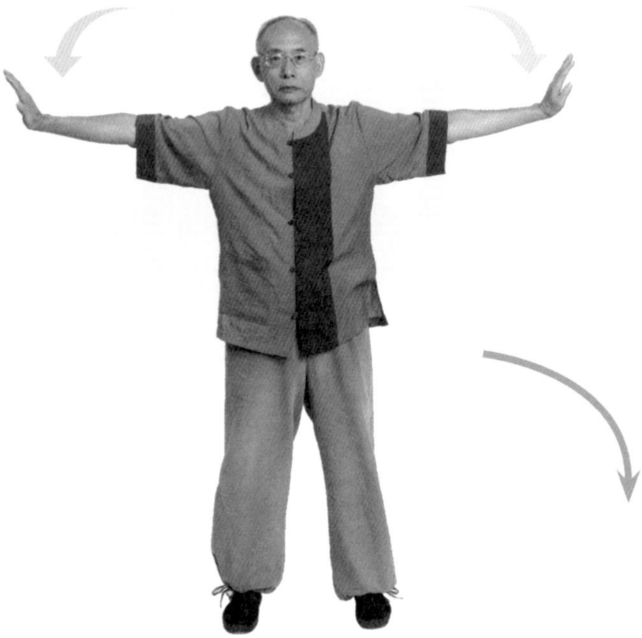

step 2

吐氣→兩手由兩側慢慢向下放，到與肩齊時手掌腕一鬆，兩手掌自然下垂，雙手慢慢下落回到腹前；做3次。

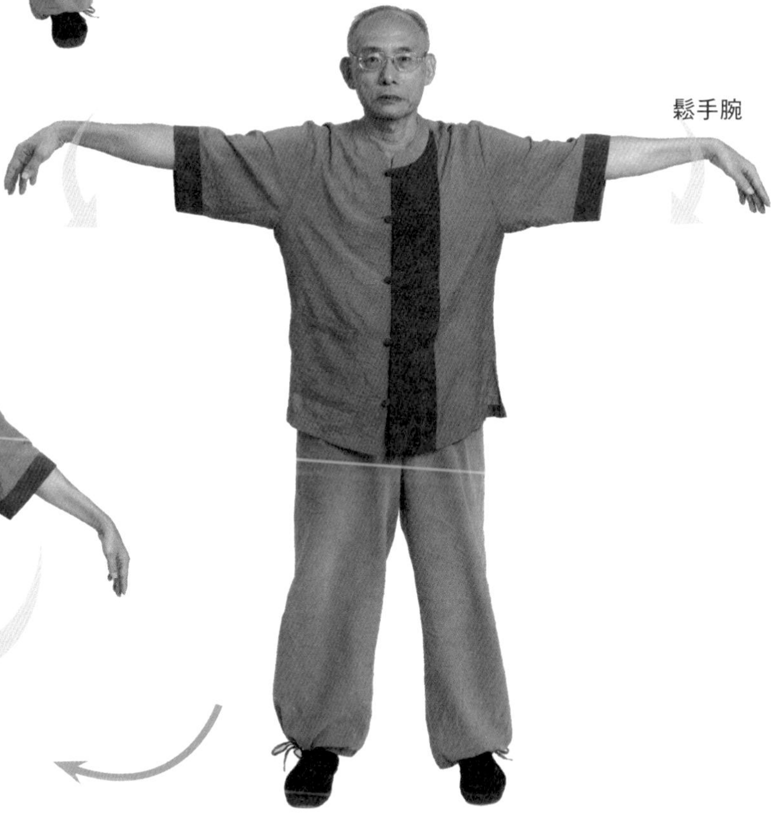

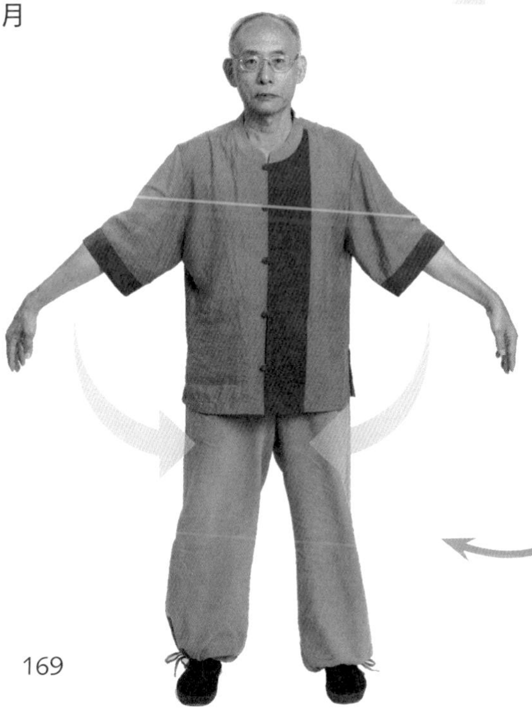

九 陰陽掌

鼓蕩內氣，專治內傷。

step 1 兩手向前伸直，合掌，身體稍下蹲。

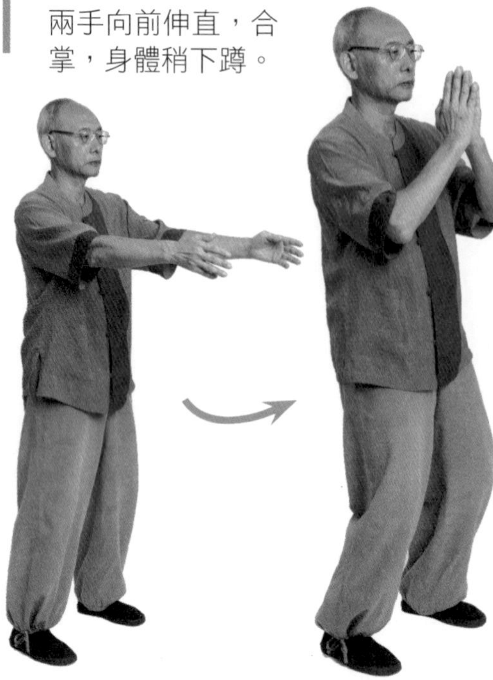

step 2 吸氣→兩手手心相對，慢慢向兩肩分開，到與肩齊，掌心慢慢轉朝前。

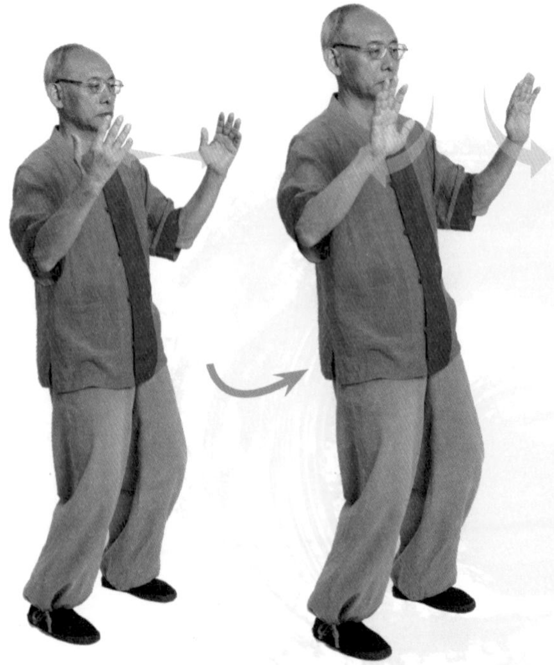

step 3 吐氣→以指腹向前向下，鬆膝、兩手掌慢慢向下按；重複做3次。

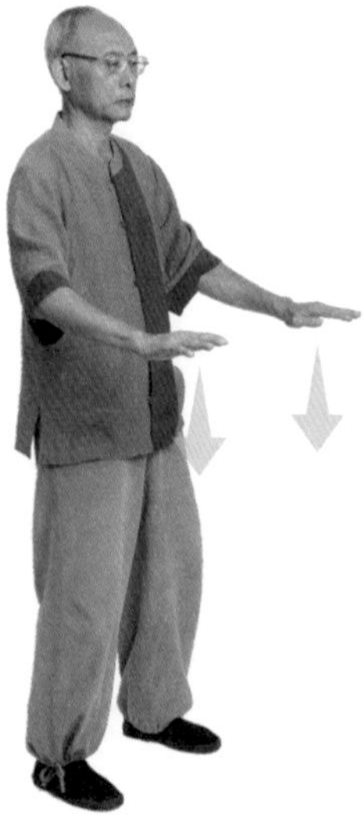

十 捏捏耳朵

耳朵是五臟六腑的反射區，常拉耳朵等於按摩全身，有助於緩和壓力，常做可以驅除風寒，預防感冒。

step 1

大拇指在後，其他四指在前，由下往上，反復捏3次。

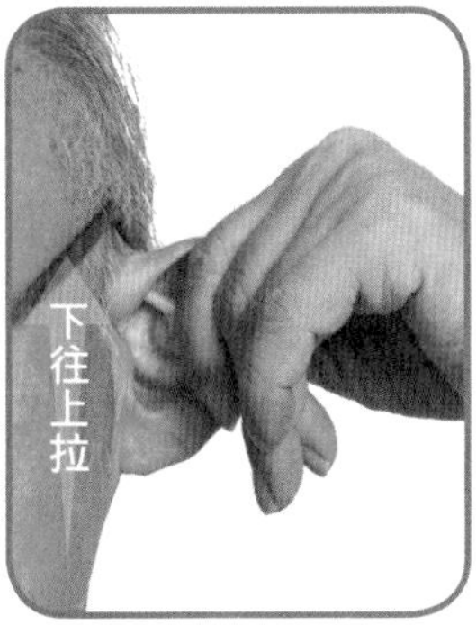

step 2

反過來，拇指在前，其他四指在後，由上往下再捏3次。

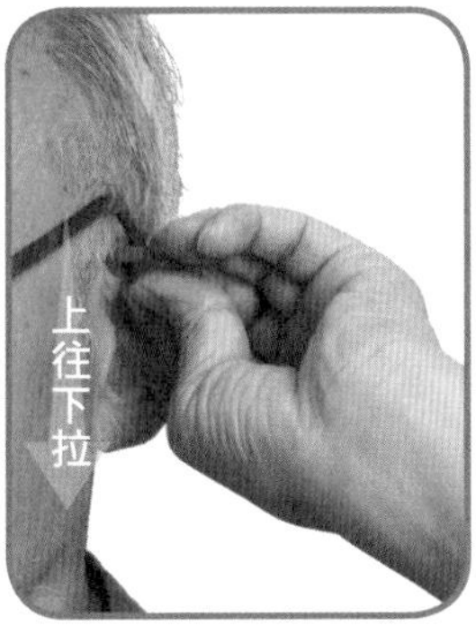

step 3

拉拉耳垂：以大拇指與食指捏住耳垂，上下振動，往外往下拉，再往下墜。

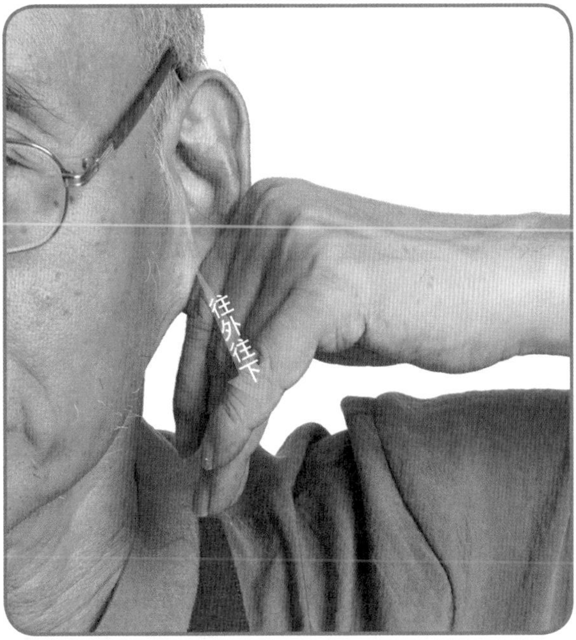

十二

三指敲百會

每天早晚各敲震腦門8下，可預防中風，老人癡呆。

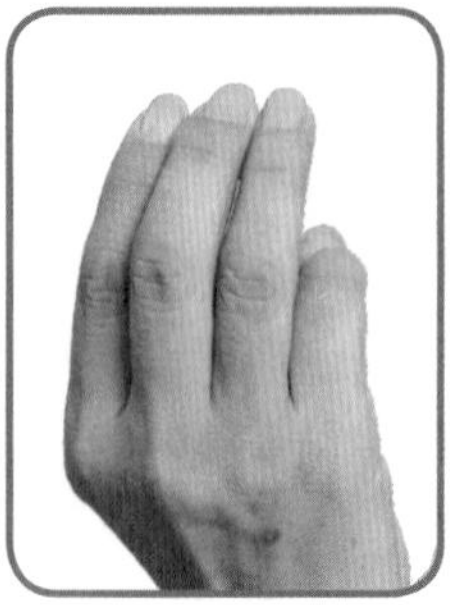

用左手中間三隻手指指腹敲百會，敲8下。

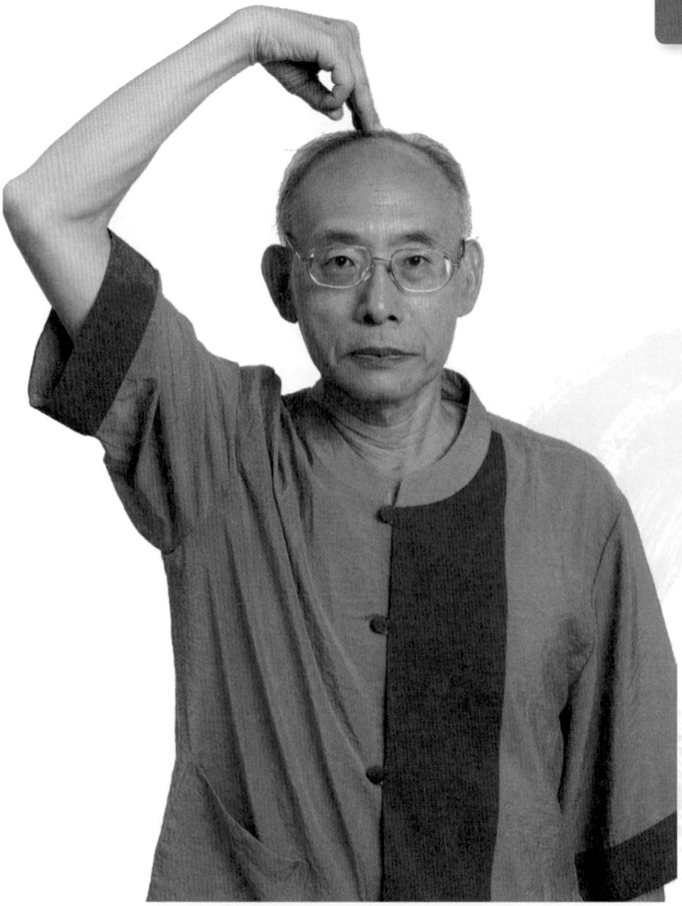

十二 搓搓手

手中有勞宮穴，多搓手，可解除勞動後的疲勞，消除燥火、失眠、頭痛、畏冷。

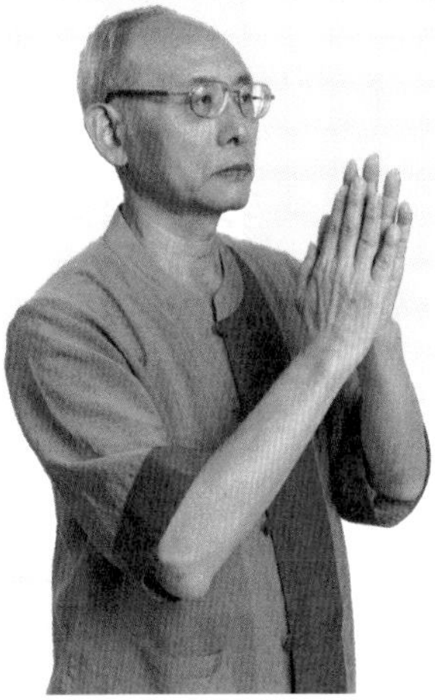

step 1

兩手掌於胸前上下搓。

step 2

搓熱了，先按摩眼睛（以掌心摀住眼睛向外拉3次）。

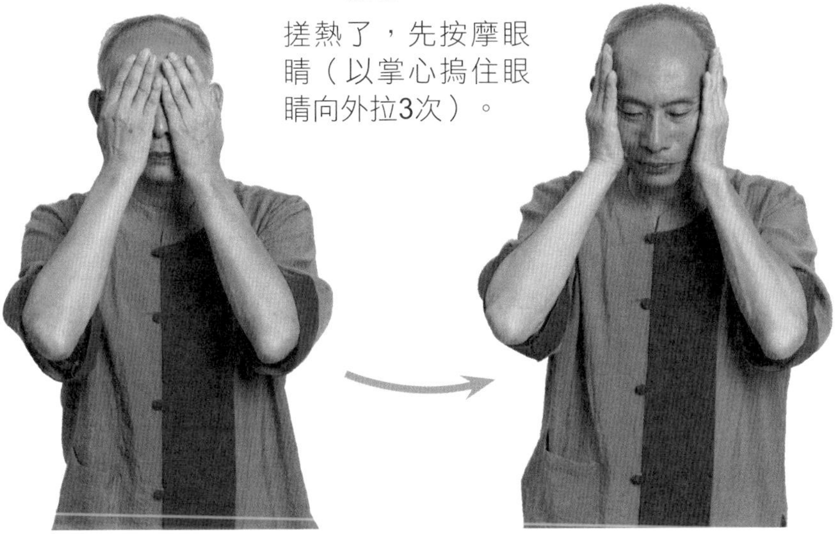

step 3

再洗臉（兩手掌在臉兩側上下搓）。

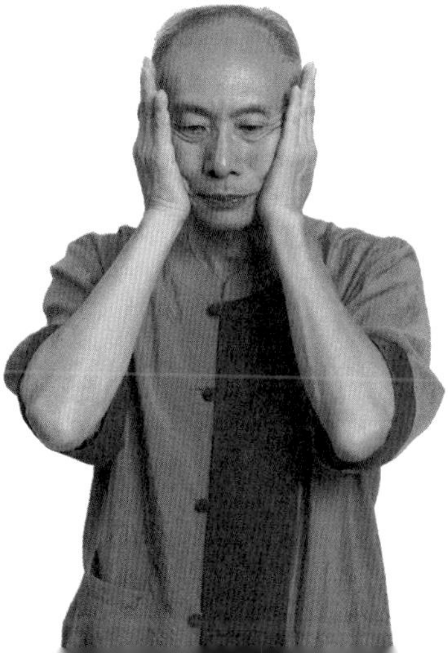

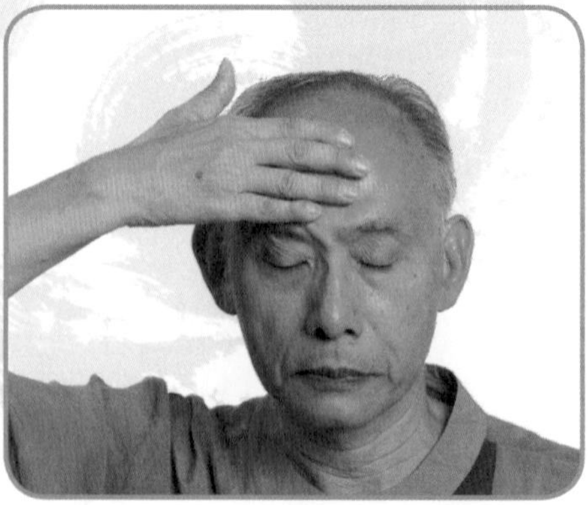

step 4

再搓額頭（左右手輪流搓）。

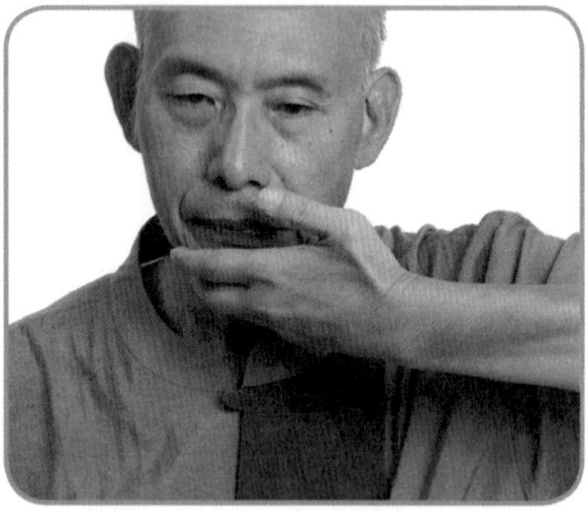

step 5

搓下巴（左右手輪流往外搓）。

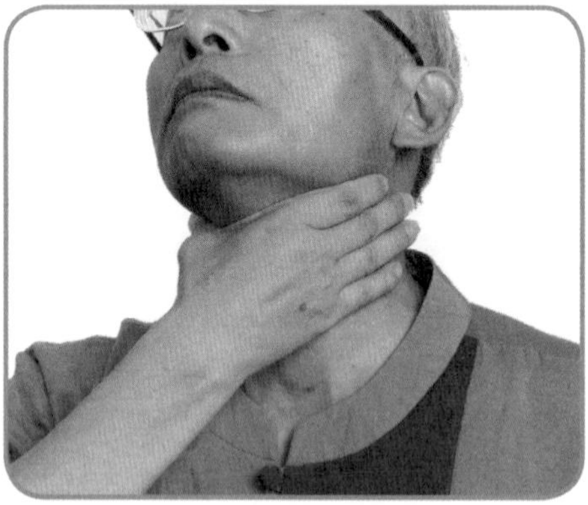

step 6

搓頸部（兩手虎口張開，由上往下左右手輪流搓）。

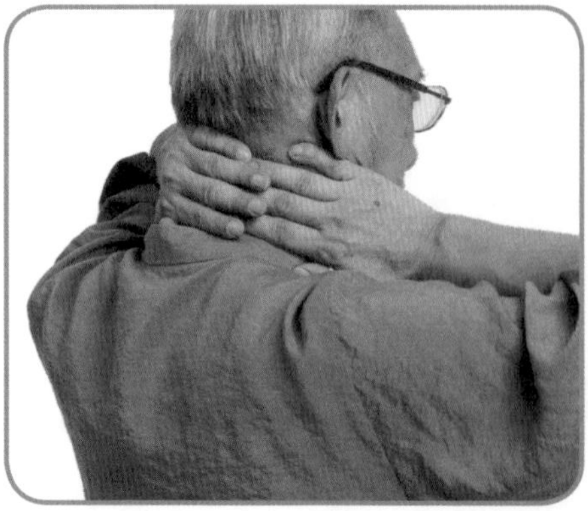

step 7

搓脖子（後頸部，雙手左右來回搓）。

step 8

搓手臂（先搓左手臂，從外【陽面】由下往上搓，再轉內【陰面】由上往下搓來回三次，再換搓右手臂 3 次）。

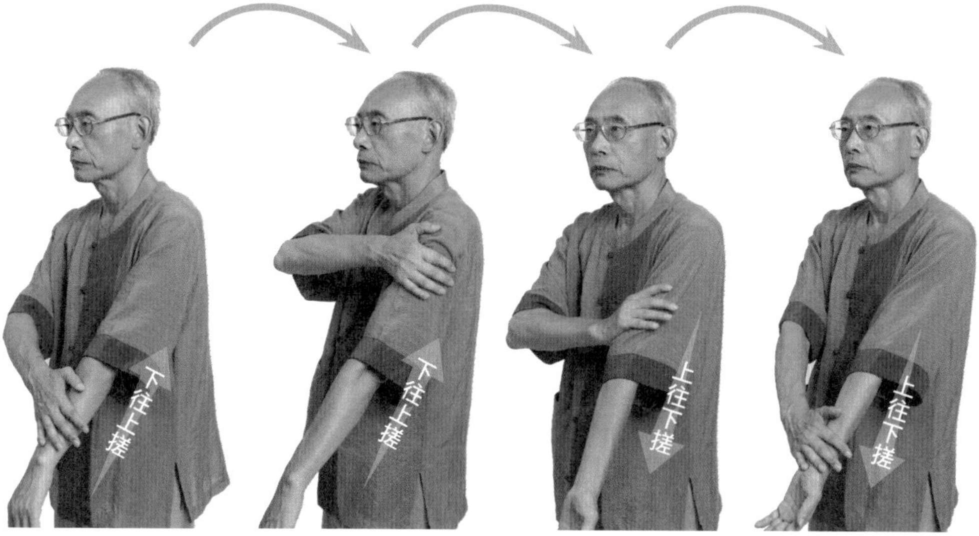

【陽面】　【陰面】

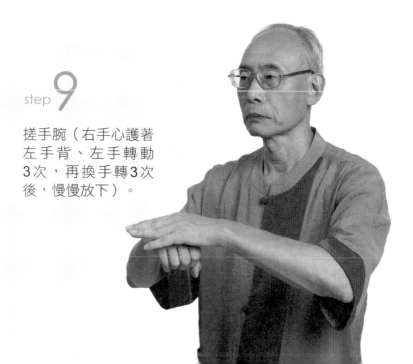

step 9

搓手腕（右手心護著左手背、左手轉動3次，再換手轉3次後，慢慢放下）。

十三 拍肩

舒活肩膀經絡，打通關竅。

右手拍左肩，左手拍右肩（拍一下按一下），拍8次。

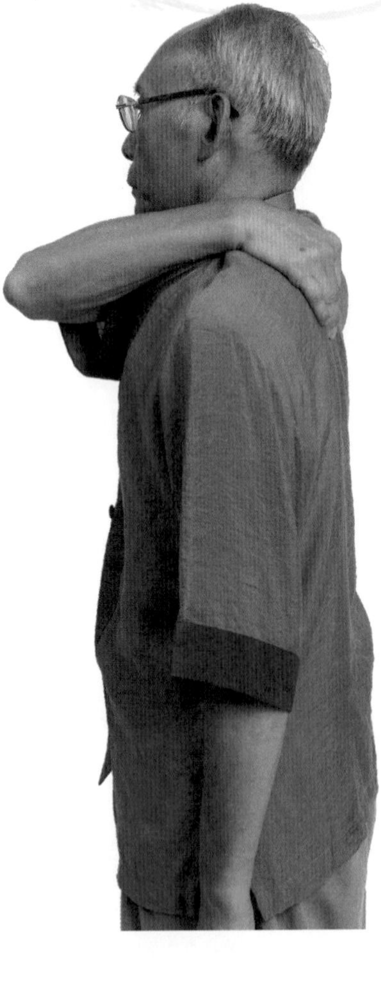

十四

後踢腿

預防臀部肌肉萎縮，可調理膝蓋風濕痛、麻木、抽筋、肢體不穩。

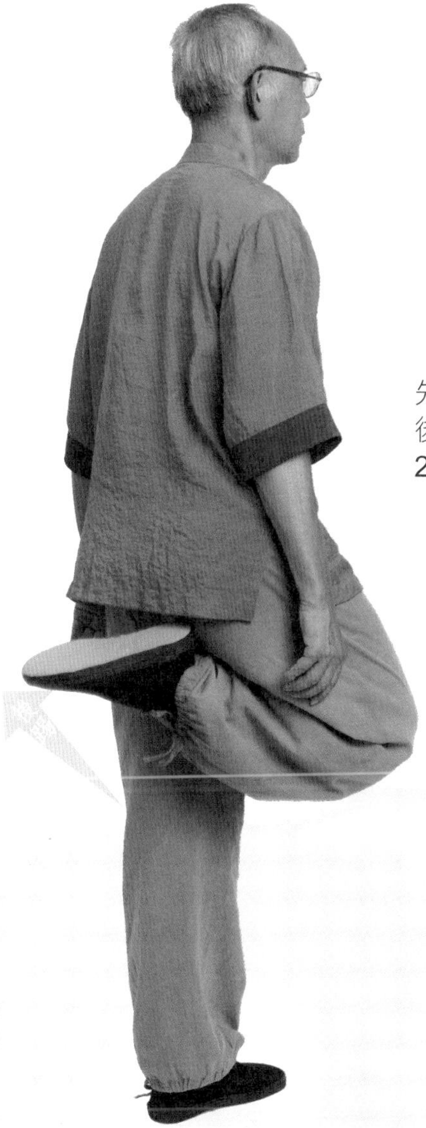

先左腳後右腳，後腳跟往後踢，盡量踢到臀部，做2個8拍即16次。

十五

前提膝

與後踢腿同，可預防臂部肌肉萎縮，並可調理膝蓋風濕痛、麻木、抽筋、肢體不穩。

先左膝，後右膝，膝上提成90度、趾尖朝下，上身保持正直，全身放鬆，做16次。

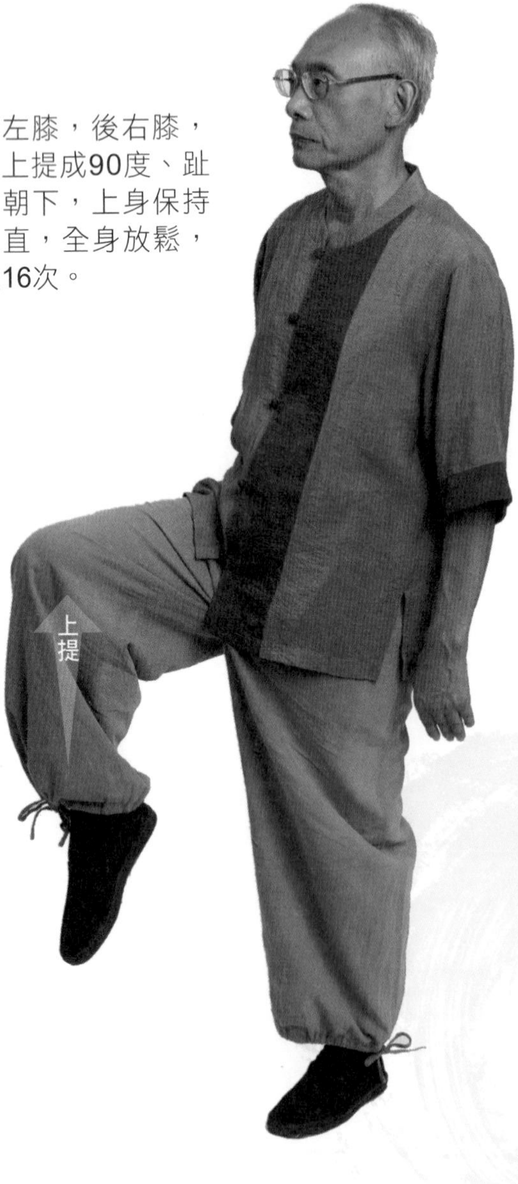

十六

收功（合氣）

練功結束時的收功調息動作，使身體更靈活，體內的真氣分佈更均勻，通行更順暢。

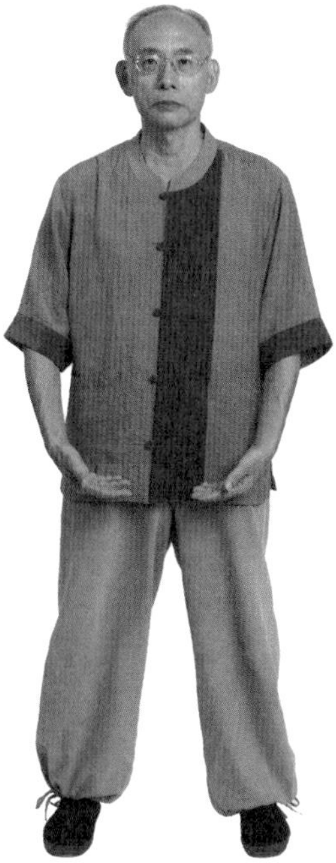

step 1

兩手置於腹部前方，掌心朝上，兩手的指尖相對，中指與中指距離約四指寬；

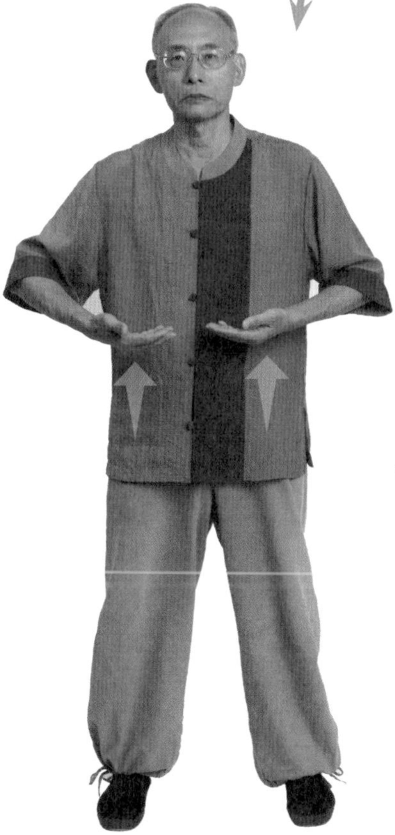

吸氣，兩手慢慢向上提，到膻中，暫停一下，翻掌。

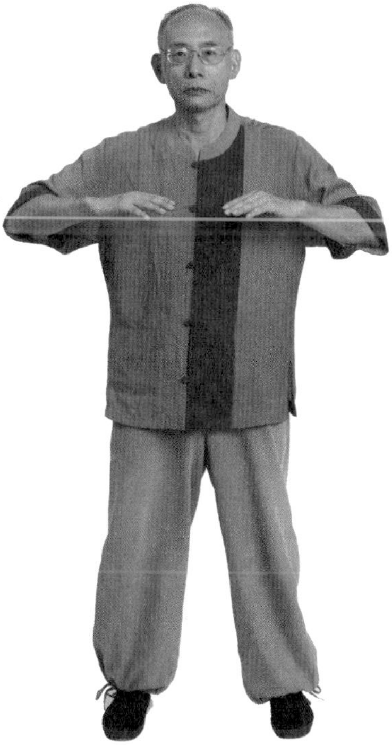

step 2

翻掌後，開始吐氣、尖嘴吐，像吹蠟燭一樣，緩緩的把氣息吐出。與此同時，兩手的指尖相對，虎口張開，沿著沖脈慢慢向下按。

沖脈起於胞中（或囊中）統領各經脈氣血之要衝，其脈上至於頭，下至於足，可調理十二經之氣血。

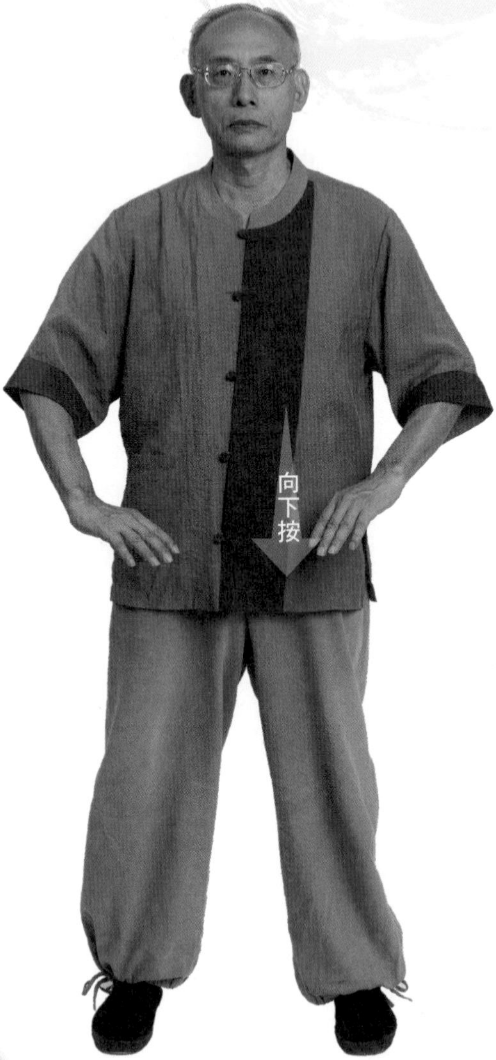

溫馨提醒

動功的招式，講究連續性，請您對照示範圖樣，細心體會，不必求快，把每個重點要領記好了，一個動作接著一個動作，一定可以練成功。滴水穿石，學習動功亦然，加油！

第四節　習練五行八步功法的效果

經常習練動功，身體會產生一些現象，而且是良性的效果。許多醫學實驗和研究都已經證明經過一段時間的練功，會產生的身體生理現象如下：

1 進入「入靜狀態」時，大腦皮層，會呈現特殊的良性抑制狀態。腦波分為β波（大約12～30赫斯）、α波（大約8～12赫斯）、θ波（大約4～8赫斯）、δ波（大約1～4赫斯）四種波。據醫學研究顯示，人處在清醒、警覺狀態時，腦波處於β波的高頻狀態。但是，隨著靜坐練功身心逐漸放鬆，腦波的頻率就會跟著緩緩的下降至α波、θ波。此時，身心狀態是最寧靜，創造力最強的狀態。如果進入睡眠狀態，腦波會降至δ波。

2

呼吸的頻度會減少：這是練功達到一定的功境，即練功進步的指標性重點之一。此亦顯示心肺循環的功能良好，橫膈膜運動擴大、胸腔內的空氣增多，而且，一次的換氣量大增。

3

有助於消化吸收能力的調整。

4

血壓、血液成分的調整：心搏動數，心臟一分鐘的拍出量，血壓等都會產生良性的調整。

5

免疫系統的修補與重建：練功後，白血球、紅血球增加，可強化造血功能，同時也把不利於身體的物質排出體外。

6

具有治病的效能：中國大陸有一項研究指出，對一百名癌末患者進行連續五年的調查，練功者與完全不練功者差異分析顯示，練功者的生存率出現明顯的差別，有二十名回歸社會，已多存活三至五年的時間。

7 自古以來，道家、佛家、儒家、醫學家、武術家等都通過練功，修心養性、延年益壽者，比比都是。

8 有位郭姓學者曾經進行一項針對練功者的研究，練功前後對個人身體的免疫系統與血液中酸化脂質的變化。該研究最後顯示：練功達五十日至一百日，有二十七人練功前後的血漿過酸脂質產生變化（降下），身體免疫機能變化（上升）。可見，練功對於防止老化和延長壽命，維持健康具有非常顯著的效用。

其實，許多經常練功的人，也都自覺從練功之後，體能都有改善，更可感受到免疫力提升，精神較活潑，情緒更安定，環境適應力也增強，注意力也更集中。要之，通過動功，人體的消化系統、神經系統、循環系統、呼吸系統，都有明顯改善者比比皆是，亦即食慾變好，較不容易緊張亢奮、血壓也降低、吐納的吸氧量更多，而呼吸頻次也下降，吐納更穩定。

第五章

行功、按摩法與呼吸法

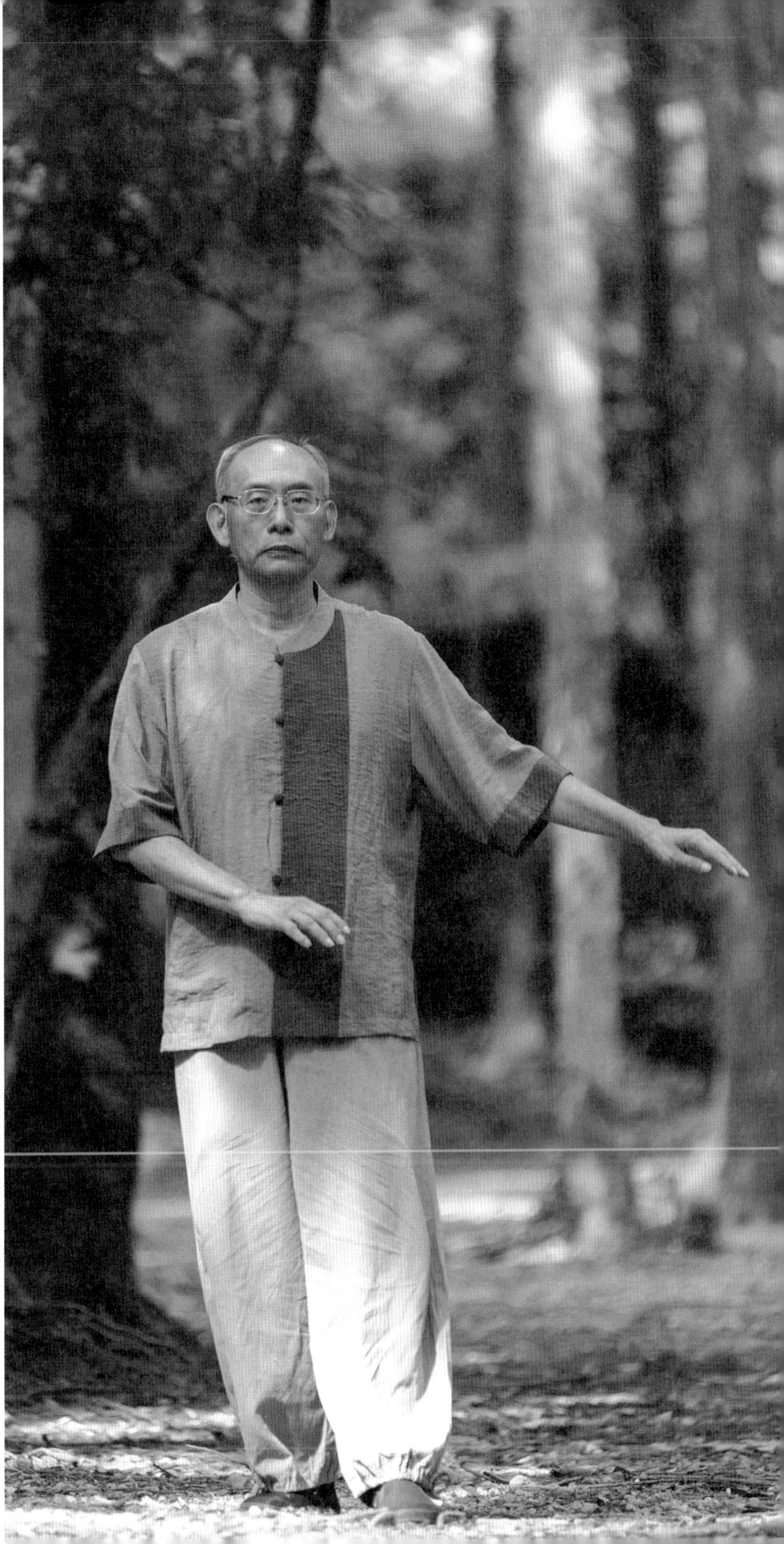

第一節　行功

「行」字拆開來看，左邊是彳（ㄔˋ），右邊是亍（ㄔㄨˋ）。彳，就是小步慢走或走走停停的樣子。「左步為彳，右步為亍。」，併在一起，就是「行」。

學習的成本

一套簡易的穿著。
在室外，以平整乾淨的草地最好。

溫馨的叮嚀

每天一小時，早晚皆可。

學習的效益

預防癌症，提振精氣神。
最適合病患和上了年紀的長者。
嚴格禁止背向後退走路練功，以策安全。

因此，行功，指的就是慢步行功，是一種特殊的行走方式，也是所有氣功中最簡單的練功方式。

但是，習練行功對於身體的健康助益甚大，常常練行功，既可以增強體力，消除疾病，又能延年益壽。尤其，上了年紀的人，每天早晚多利用時間撥空練習行功，一定能常保身體舒暢、容光煥發。

行功跟平常一般的走路方式的最大差異在於：練行功時，走路的姿勢，還得配合雙手的動作，以及提腳踩地時的呼吸吐納，經常習練，可以增加身體的攝取氧氣數量，多鍊成鋼，行功日久，自然可以體會自己的體能不斷提昇。

慢步行功的行走姿勢：姿態舒鬆，呼吸通暢，步法均勻，行走時意守於「命門」（位於兩腎中間，第二腰椎棘突下凹陷中，是人體生命的重要門戶），久而久之，似有一股氣團由內而發，那一股推動力帶動全身牽引繼續慢行。所以，這不是一般普通的走路，而是在氣功狀態下，有助於調治身心疾病的慢步行功。

行功的要訣是一個「鬆」字，練行功不是一朝一夕的功夫，一定要長時間持續不斷的習練，每天清晨到空氣清新或樹林茂密的地方，或是在家裡配合柔和的音樂來回慢步習練，您就會覺得身體吸入的氧氣量大幅提升。

對不適於激烈運動的人或是上了年紀的銀髮族，可以用慢步行功來替代激烈的有氧運動。行功，非常適合心臟病、糖尿病或高血壓患者，以及愛美的女性族群。

練習此功法，宜保持清淨心，身體的每個部位要全部放輕鬆，不要僵化，也不必佩戴飾品或手錶，儘量以簡易穿著為主，放空一切，隨著柔和的音樂，半步半步的讓左右腳交替前進行走，一次以三十分鐘為宜，如果有時間，走一個小時也無妨。最後，您會練到行走時，命門的位置好像裝上了馬達，不斷的推著您往前移動。

習練行功的步驟：

1 身體挺立。首先，左腳往前跨出半步，與此同時，順勢將左手移至左大腿左側，指尖朝左，手肘微曲，掌心朝下，而右手則置於肚臍正前方，與肚臍距離一個手掌寬。

2 再慢慢跨出右腳，同時，將雙手慢慢向右擺，右手移至身體的右側，指尖朝右，左手則移置肚臍正前方；左右腳交替行進。

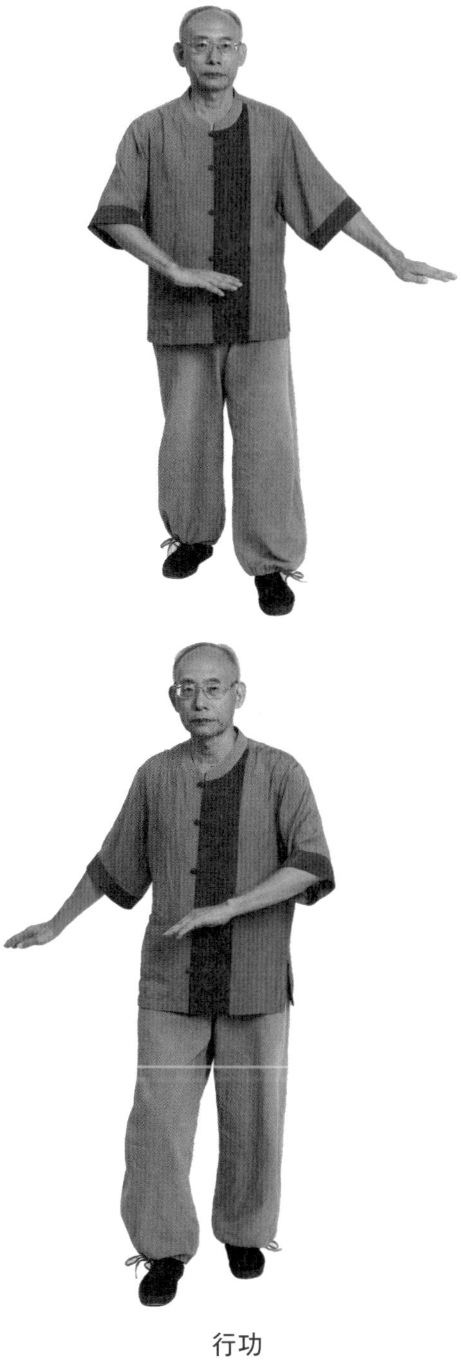

行功

3

行功踏出左腳之際，左手在左胯的外側（或出右腳時，右手在右胯的外側）（右圖），手抬起時，都會與地氣相接。習練一段時間之後，雙手會有一股拉力，或猶如一團真氣在手掌心滾動，或是有一股氣從手心冒出，溫溫熱熱的感覺。

4

行走時，左腳右腳規律的交替行進，半步半步的走動，在每次跨出腳步，就像滑過地上小草似的，徐徐的向前慢走。

5

練行功時，頭與身體要保持向同一方向微微轉向，但雙眼要保持望向遠方；如果在熟悉的室內，則可垂簾或閉目。

溫馨提醒

練習正式行功之前，可以先練一練「定步練習」。

「定步練習」的方法：

1. 先跨出左腳半步，左手擺到左胯的外側，右手放在肚臍前方。掌心朝下，指尖朝左。
2. 接著，兩手同時由左向右擺到身體的右側及肚臍前方，此時頭部與身體也跟著微微轉向右側。
3. 像這樣由左向右，接著由右向左，讓雙手的擺動與身體和頭部微微的左轉與右轉，形成有規律的配合動作。

第二節　按摩法

按摩法，是透過對於穴道的按摩、推拿、拍打、搓捏而達到保健身體的功法之一，曾經是坊間風行的一種練功法。

習練按摩拍打功法時要注意，需先調息數分鐘，讓您雙手的手指都充滿能量，且拍打時，

學習的成本

只勞駕尊手。
養成經常雙手搓一搓的習慣。

溫馨的叮嚀

每天十五分鐘，男女老少都適合。

學習的效益

容光煥發
養顏美容
促進氣血流動

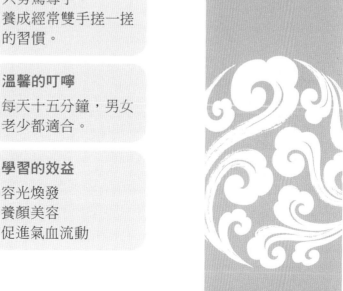

要有節奏感，切忌以蠻力拍打，務必小心。

如果糖尿病患，或皮膚已有問題者，因為末梢神經已經有問題了，再用力拍打，可能會造成末梢微血管破裂，所以，最好避免用這個手法。

因此，有病在身的練功者，若要練拍打按摩法，務必先請教專業的醫生，千萬不能只聽信「廣告性」的片面說詞。

「廣告就是廣告」，聰明的您，可別把所有的廣告說詞都當成「正確的知識」。沒有正確的知識作後盾，一味聽信廣告可能會發生難以預料的後果。

一、美容養顏按摩法

汾陽氣功功法中的按摩手法，包含了大大小小的按壓動作，有的是用點壓、有些是搓捏、推揉、或輕輕拍打的動作，都是最基本的按摩方式。

每次習練汾陽氣功五行八步六十四式時，中間會有一固定時段，就是做「臉部按摩」的動作。

做過的人大多數表示，做完之後，耳聰目明，神清氣爽，膚色更好，因此，亦稱之為「美容養顏按摩法」。

其按摩方法很簡單，請參對照圖片的部位，依照標號的先後秩序，一個一個部位或穴位，按部就班的完整操作一次，試一試。

方法：

1. 按摩髮根下面
2. 眉端
3. 印堂穴（圖15）
4. 眉尾
5. 內眼角
6. 外眼角
7. 四白穴（在眼眶下緣正中直下約一橫指處）（圖15）
8. 鼻孔外側
9. 燕口穴（位於出現酒窩的位置）（圖15）
10. 承漿穴（在嘴唇下面）（圖15）
11. 下巴
12. 三叉神經
13. 太陽穴（圖15）
14. 捏耳朵
15. 敲百會（八下）
16. 搓手
17. 乾洗臉（搓額頭、下巴、頸部、脖子、手臂）
18. 拍肩（左上肩、右上肩、左下腋、右下腋各兩次）

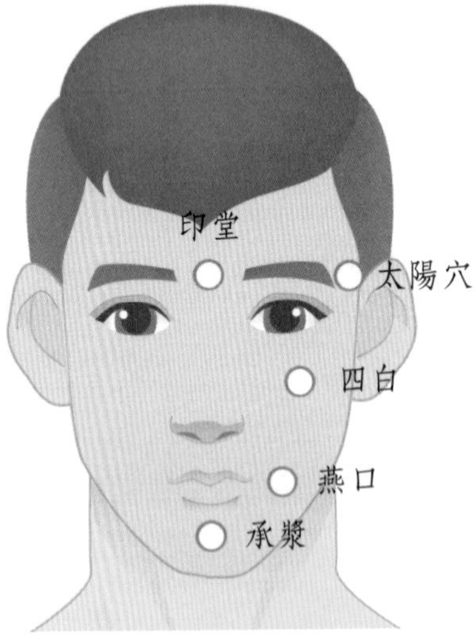

圖15

收功拍打：每次練功結束，一定要收功。目的是：將全身的氣散佈開來，並轉換一下心情。

收功的步驟：

step 1

雙手按環跳穴（位於股骨大轉子最高點與骶骨裂孔處）（拍打八次）

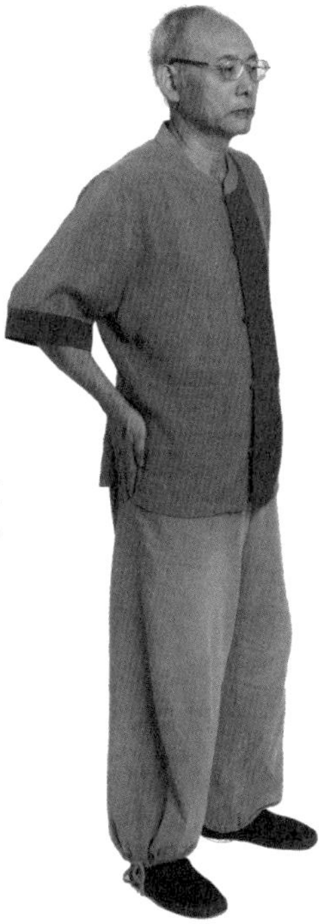

step 2

雙手沿大腿兩外側往下拍：膝蓋外側→足三里（位在小腿外側膝下六公分處）、到外腳踝，再向上，拍回足三里、膝蓋外側。

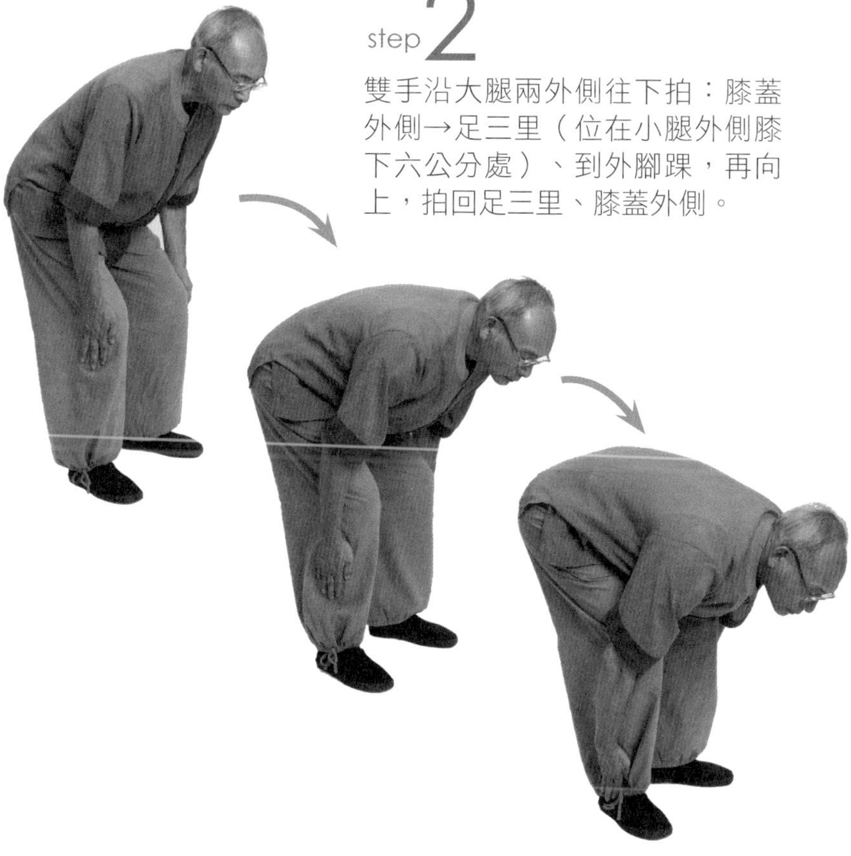

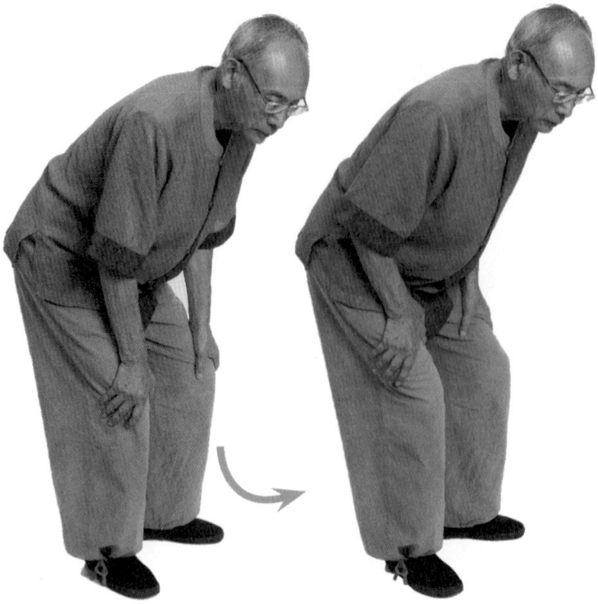

step3

拍前面，大腿前面上方，分三段拍打，每拍一下振動腦部一下。

step4

雙手五指抓緊膝蓋骨，一前一後，向前屈膝。

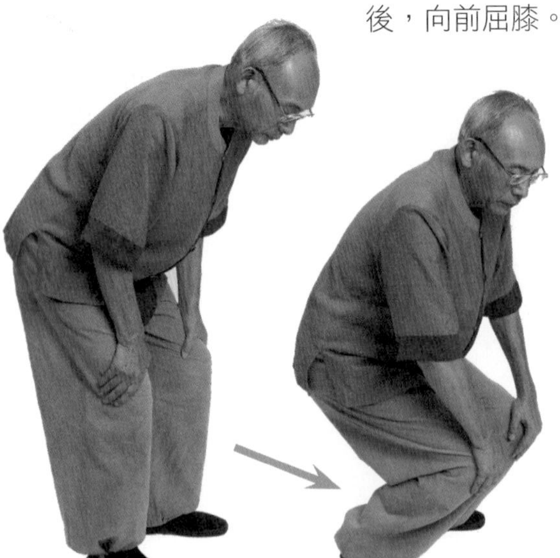

step5

左腿向左跨半步，雙手掌心按壓膝蓋骨，兩膝由裡向外繞圈。

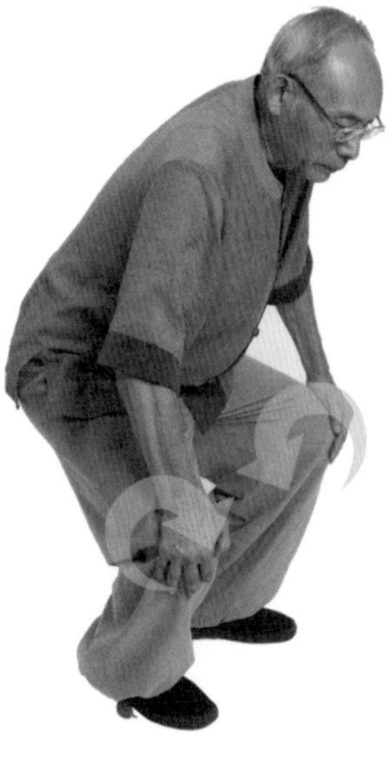

二、保健按摩法

保健按摩法，指的是針對特定重要穴位的按摩，是最簡單的穴道按摩保健法。

1 百會按摩法（三指敲百會）

百會穴，位於頭頂的正中部位，由兩耳拉成一線的正中間點。頭為諸陽之會，主治百病，故稱之為百會。道家稱之為「泥丸宮」。

用左手中間三指的指腹敲擊百會穴，除了可以預防腦中風外，對於頭痛、眩暈、半身不遂、昏迷、心煩、驚悸和老年失智症亦有助益，每天早晚各做一回，每回敲擊八次。

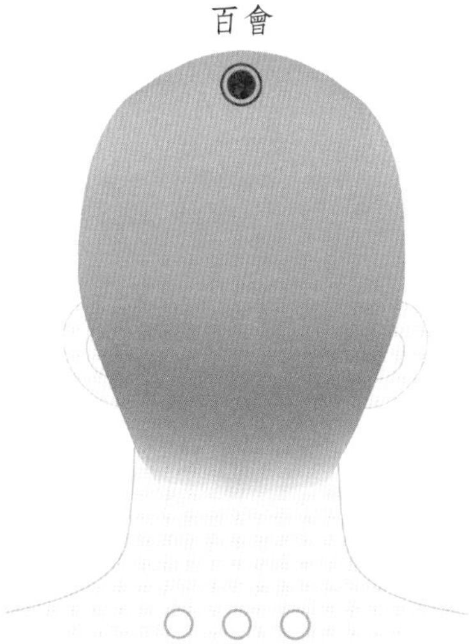

按摩方法：
伸出左手（或右手），大拇指壓小指，留出中間三指，以這三指的指腹在頭部的正中央對準百會穴用力敲擊，每回做八次，早晚各做一回。

2 湧泉穴按摩法

湧泉穴，位於腳底足心，是腎經脈氣所發之處，同時也是調理腎氣的要穴。腳底一帶的筋肉，除了有毛細血管相通外，如果腳底的血行不良，血液循環阻滯，新陳代謝不良，人體的健康就很容易出問題。

中樞神經的機能反射亦集中於腳底。所以，每天睡前泡一泡熱水澡，或適當的按壓湧泉穴，不僅補腎固精，更有強化心臟的功能。

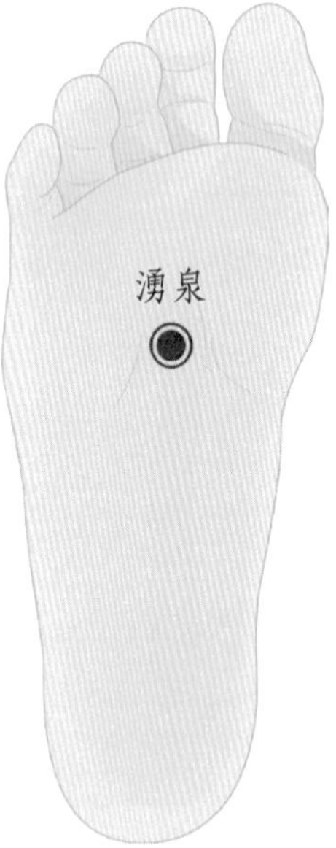

按摩方法：
用左手手心在右腳底足心的湧泉穴按著摩擦八十一次，接著，又以右手手心在左腳底足心的湧泉穴摩擦八十一次。摩擦時，閉嘴，舌頂上顎，摩擦時要專心一致。

3 尾閭按摩法

尾閭（長強穴）位於脊椎下的最後一節。如果能使真氣從尾閭傳送到百會（即泥丸宮），就已打通任督二脈了。所以，按摩尾閭具有健身強精與延年益壽之效。

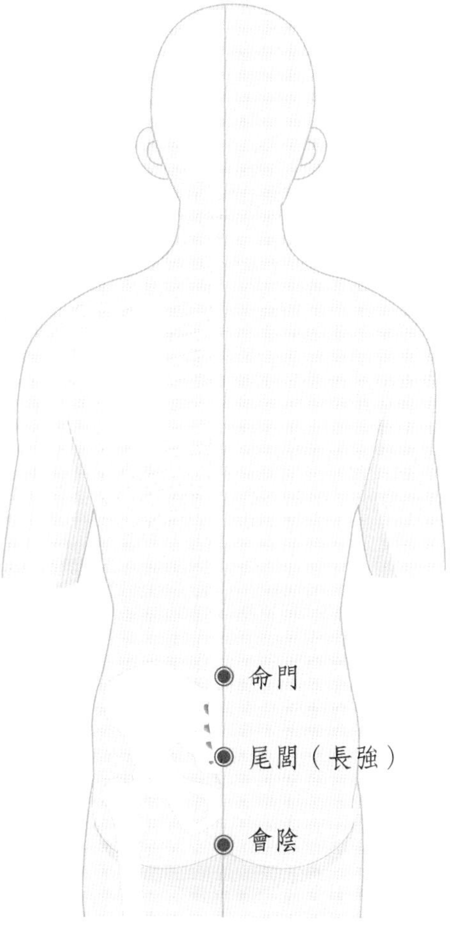

按摩方法：
將左右兩手的中指並列，按壓尾閭穴，自下而上，向上提拉按摩六十次，早晚有空就做，按摩提壓時，同時要提縮肛門，吸氣時，將意念灌注到下丹田。

4 摩擦足三里

足三里，也是保健要穴之一。它屬於胃經的穴位，位在小腿外側膝下六公分處。摩擦足三里的功能：可以調理腸胃、肝病、膽病、脾臟、消化系統、心臟病、腳氣病、神經痛、半身不遂和鼻炎。自古以來摩擦足三里養生保健者甚多。

事實上，足三里也是美容穴位之一。女性經常按壓足三里，對於皮膚氣色具有良好的調理效果。

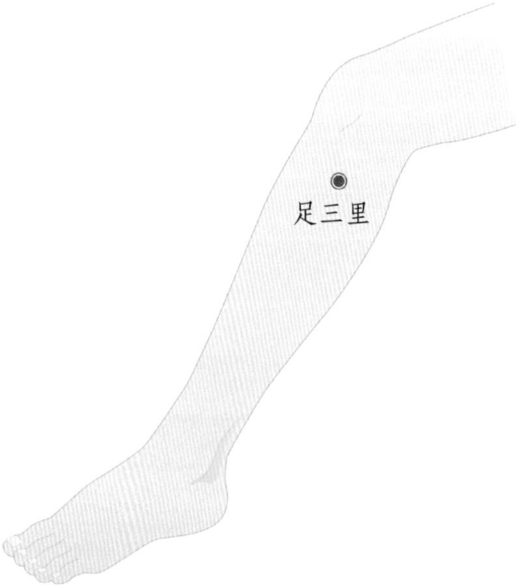

按摩方法：

按摩足三里時，取經骨與腓骨之間的間窪處按摩或推壓，可以將右手掌壓在足三里的部位來回搓熱，或是用同側的大拇指去用力按壓穴位點，一次壓三秒，做三次。

5 按摩合谷穴

合谷穴的位置，當雙手的拇指與食指合併起來時，有皺摺的上方即是。按壓合谷穴時會有痛感，按壓後神清氣爽，頭腦清新。可以消除燥火、歇斯底里、失眠症。

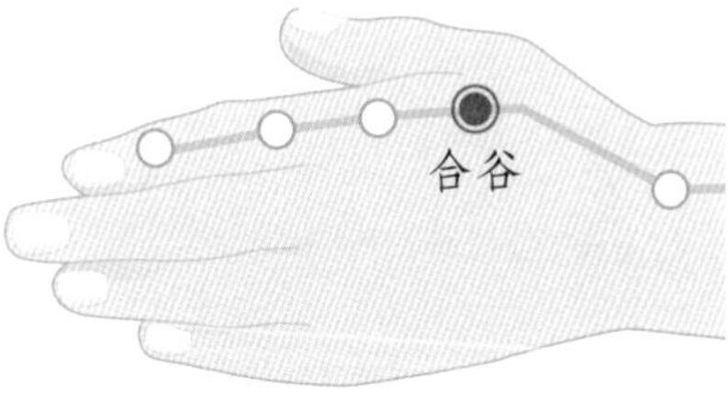

按摩方法：
用左手大拇指去掐右手的合谷穴，反之亦然。一次三秒，每回按三次。

進階思考問題與題解

你能說出所認識的穴位及相關位置和功能嗎？

謹將本書經常提到的重要穴位整理如下，有空多看一看，可以增加練功時的樂趣和信心。

穴位（關竅）	位置	功能
百會 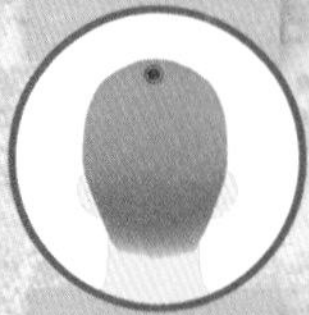	位於頭頂的正中部位，由兩耳拉成一線的正中間點。	常敲可防止老人失智症。
會陰 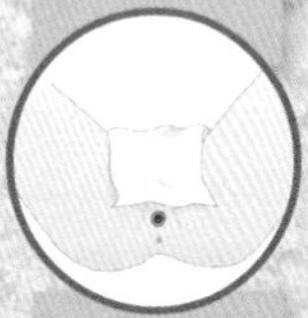	大、小便兩陰的器官之間。	常練習提肛呼吸，提振精神。

湧泉

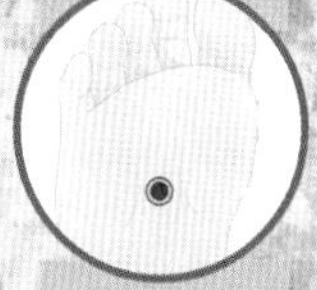

位於腳底足心。

睡前按摩有助安眠。

足三里

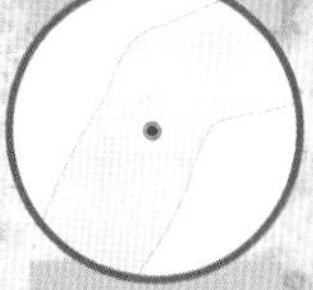

胃經的穴位，位在小腿外側膝下六公分處。

常按助消化，可健走。

合谷

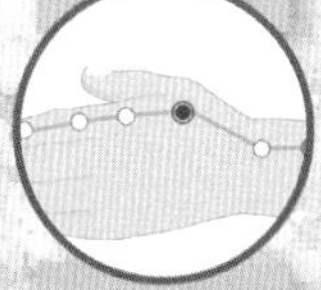

當雙手的拇指與食指合併起來時，有皺摺的上方即是。

常按防感冒。

尾閭

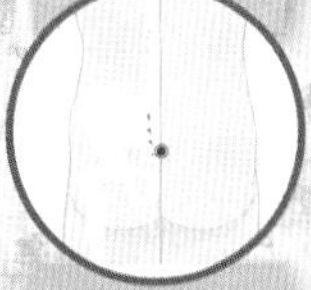

位於脊椎下的最後一節，亦稱長強穴。

常按強腎。

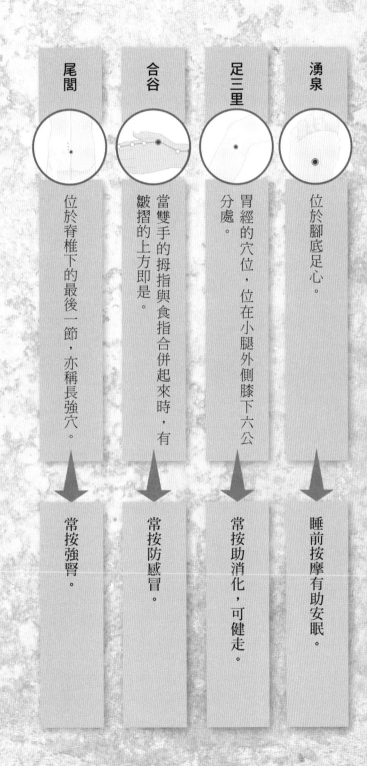

第三節　呼吸法

生命是什麼？
生命在呼吸之間。
氣全則生，氣亡則死。氣盛則壯，氣衰則老。

何謂呼吸法？

談到練功，所運用的呼吸方式，都採取腹式呼吸法。腹式呼吸法，都是以鼻吸（進）鼻吐（出）的方式吐納，以達到「氣沉丹田」，即真氣會聚在下丹田（氣海）的位置，進入養氣的狀態。

呼吸是最平常的事，但是，有些人只會用胸式呼吸，呼吸很淺，吸入的氧氣量很少。但是，當你在練功後，掌握了腹式呼吸法，你的氧氣吸入量，將會大增，讓您精神百倍。

腹式呼吸有兩種

現在，就練習一下：

順呼吸：吸氣時，唇輕閉，小腹微膨脹凸起；吐氣時，小腹微收縮凹進，稱為腹部順呼吸法，較適合一般人。（下頁圖16）

逆呼吸：若是吸氣時，將小腹微收縮凹入；吐氣時，將小腹微膨脹凸起。稱為腹部逆呼吸法，較適合身體健壯的人。（下頁圖17）

切記！練功的吐納方式不是使用胸部呼吸法，而是採取腹部呼吸法。這一點，一定要弄得非常清楚。

當您練習腹部逆呼吸法，一吸氣，下丹田（氣海）收縮時，組織液從下丹田進入任脈的通路；呼氣時，膈肌下降，組織液被擠進下丹田的組織間隙之中，活化細胞，強化各器官組織的功能。

此外，呼吸之際，也要有叩齒的配合動作，叩齒之後，舌頭即輕微的頂住上顎。呼吸的狀態，要一直保持細慢勻長穩的狀態。

這種腹部呼吸法若運作得宜，足以讓腹肌得到充分的收縮和鬆弛。因而，促使腸胃的蠕動，氣機一啟動後，猶如作體內深層的按摩，具有活化細胞的功能。故能促進食慾，防止便祕，可見強化下丹田，是一切精力的來源。

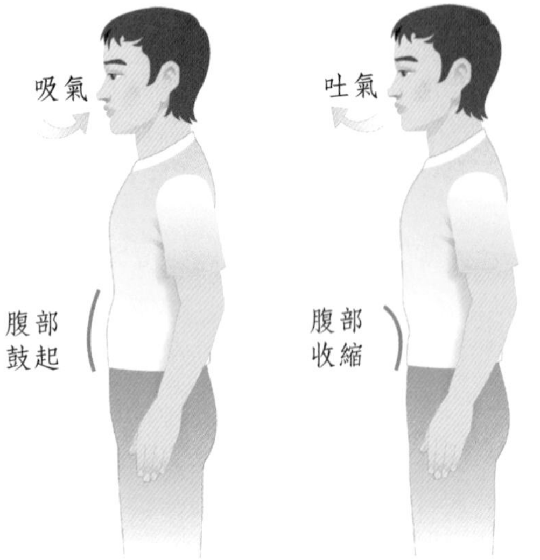

圖16　腹部順呼吸法

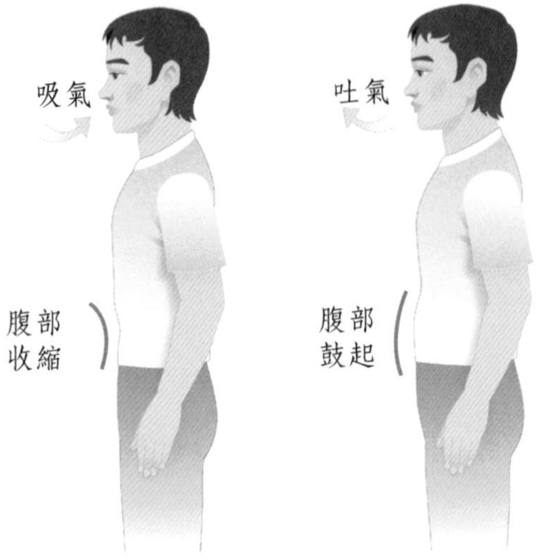

圖17　腹部逆呼吸法

練習呼吸前的預備工夫

1

練習呼吸吐納前，先閉目三、五秒鐘，安定情緒，接著吐出肺部的濁氣，全身放鬆後再吸氣。吸氣時，要使腹部用力凹下，吸到不能再吸的程度為止；接下去，放鬆肩膀力量，鼓起腹部，再把腹部的氣全部慢慢吐掉。來回反覆做三次。

2

立姿或端坐均可。將雙手交疊在肚臍的上方（左手心在下，右手心在上）做腹部呼吸（不論順式或逆式都可以做），吸氣時，感覺一下外界的空氣進入小腹時，小腹部漸漸的膨脹或收縮的過程。

3

吸氣或吐氣時，都要保持細慢深長勻穩的吐納方式，待氣息調勻之後，便開始習練「定心」的功夫。

4

運用「內視」的功夫，即眼觀鼻，鼻觀心。同時，並將意念注入下丹田的竅中竅。平心靜氣的靜坐片刻，當身體的反應愈來愈敏銳時，就會發現這個關竅的位置——下丹田。

呼吸吐納法

《老子第五篇》有言：「**天地之間，其猶橐籥乎？虛而不屈，動而愈出。多言數窮，不如守中。**」

這段話的大意是：天地之間不正像是一個大風箱（橐籥ㄊㄨㄛˊ ㄩㄝˋ）嗎？空虛而不會窮絕，愈擠壓，風量愈多。議論太多，註定行不通，還不如保持適中。

然而，您可知道這段話跟呼吸吐納練功大有關聯嗎？不如守中之「中」，就是拉動這個大風箱（橐籥，比喻天地，大自然）的原動力，因為這個橐籥雖然能造化萬物，玄妙不可思議，但是，如果沒有「中」這個機制來拉動它，那麼，那個橐籥也終歸無用。

人體是小宇宙，天體（自然）是大宇宙。而人的鼻子，則是一個介面，通過這個介面，利用吐納（即「中」這種機制）動作，接通小宇宙與大宇宙。

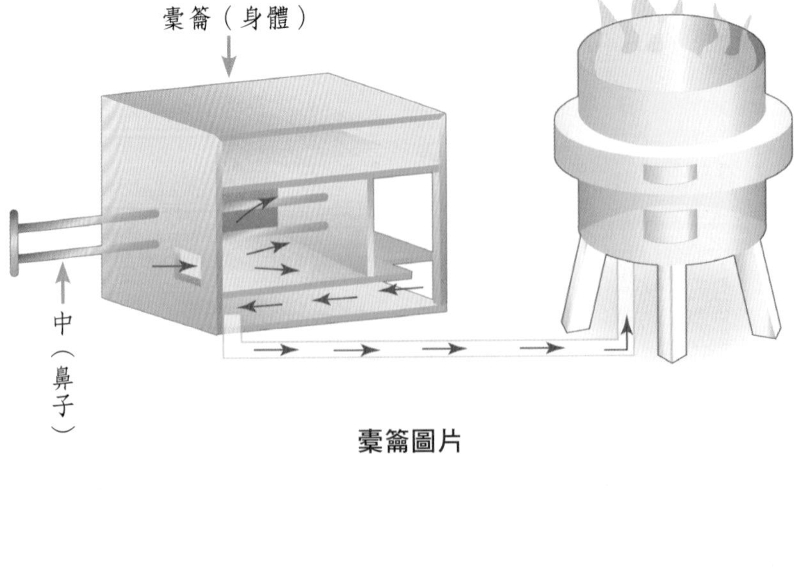

橐籥圖片

換言之，人就是透過「鼻吸鼻呼」將大地的清氣吸入，與體內的元氣（先天氣）交流轉化，形成能量，發為精氣神之用。

呼吸吐納法，是最高境界的氣功之一。一般經過鍛煉的人，在靜坐時，每分鐘的呼吸次數可以從十八次至二十次，慢慢減到每分鐘呼吸四、五次，甚至一、兩次，或更緩慢。練氣的高手甚至達到呼吸極慢的狀態，趨近於睡眠狀態。

上乘的呼吸法，也必定有上乘的修煉心法；正如《老子》第十二章所言：「**五色令人目盲，五音令人耳聾，五味令人口爽，馳騁畋（ㄊㄧㄢˊ）獵令人發狂。**」

翻成白話就是：「繽紛的色彩，使人目盲。動聽的音樂，使人耳聾。豐美的食物，使人口傷。追逐獵物，使人心發狂。」這段話的深層意思，在於提醒人們重返樸素的生活，儘量不受外界事物的刺激和影響。

因此，修煉上乘功夫的人，務必收攝自己的「眼耳口」，以達到老子所說的「**致虛極，守靜篤。**」（儘量使心靈寂靜，除去不正當的嗜好和欲念，保持身心清靜和諧）的境界。

收攝「眼耳口」，也就是摒棄雜念，絕除無益不當的言談，使心情不隨著外界的環境引起波瀾，這是需要鍛煉的功夫。

剛開始練習吐納之際，當然以練氣為主，而且要常常自我勉勵。最後，練到天地間的正氣灌入全身，使得體內的真氣像雲氣蒸騰似的，順暢通達周身。

氣是添年藥。人體吐納運動的樞紐，就在於下丹田的位置，道家也稱之為氣海、胎元或黃庭。有空做一做「鼓盪腹部」的動作（先吸一口氣，接著在閉氣狀態下，用力鼓動腹部，讓腹部一脹一縮），有助於真氣的匯集。

根據最新的醫學研究顯示：丹田（有上丹田、中丹田和下丹田之分）這個位置有豐富的神經叢和腺體，具有分泌各種活性物質的功能。其中，下丹田有腎上腺在附近。中丹田在胸腺附近，上丹田有松果腺和腦下腺。又由於上中下丹田都是互通的，透過正確的吐納鍛煉，久而久之，就可以使得下丹田往上貫通到中丹田和上丹田。同時，這些因為吐納煉功所刺激分泌出來的各種活性物質，還會通過任督二脈而周遍全身。

其實，這個道理，早在東漢時期就有人知道了。當時魏伯陽的練功養生著作《周易參同契》即已指出練功之後的特殊生理現象：「**黃中漸通理，潤澤達肌膚。**」而所謂「黃中」，又稱黃庭，指的是腹部臍下的下丹田位置。「理」，指是皮膚之間的紋理。因為練功行氣，會使體內的真氣充盈順暢勻稱，所以，肌膚就會受到滋潤，產生漂亮光澤。因此，練一練「鼓盪腹部」的動作，久而久之，就會啟動下丹田的氣機，從而輸通任督兩脈，真氣周遍全身。

所謂「氣海滿任督自開」，也就是練氣練到經常「氣沉丹田」，則自然就能達到「意到氣到，意氣相依」的境界。當進入這種功境時，您就能瞭解《莊子》所說的「眞人息之以踵」（修煉的人，呼吸吐納之間，真氣可以直達腳底的湧泉穴）所指的真意了。

吐納行氣的練習

第一階段

1 用鼻子吸氣，輕慢、細長、柔匀，把自然界的清氣吸入。

2 將這一股清氣含在口中停留片刻，並用意念將之微微加溫。

3 將形成有點熱感的氣流，用意念方式送至下丹田（氣海），即肚臍下一寸三分處。

4 閉目存想，讓這股氣逐漸繼續轉動加溫。

初學者，早晚有空就練一練，每次專注的練三至五分鐘即可。然後，就可以收功，雙手搓熱後，在臉部乾洗臉，按一按重要的臉部和頭部的關竅，並沿著手三陰經、手三陽經、足三陽經、足三陰經。順一順氣，並輕輕的按一按，壓一壓。

第二階段：練小周天

當您一面吸氣行氣，一面閉目存想意守下丹田（氣海）時，如果您感覺氣海正在一脹一縮，不要擔心、也不必慌張，這是氣機啟動前兆的好現象。

爾後，可用意念帶著這股真氣（又稱氣丘、氣團）送往會陰（又稱陰竅）稍作停留，此時會陰有點溫溫熱熱的感覺（更強烈的或許會有微微跳動或震動感），但不必太理會它，這是氣機啟動的正常現象。

接著，再將這股氣機帶至督脈的通道，在尾閭（長強穴）稍停留；仍舊閉目存想，感覺那股真氣正沿著背部的脊柱兩邊酥酥麻麻的通過督脈，由下而上，經夾脊（位於背部第十四椎處），越過大椎（屬督脈的穴位，位於第一胸椎與第七頸椎之間，取頸後突起最高的一個棘突處，即是第七頸椎，是可以轉動的部位），通過玉枕穴，直向上行，並進入腦中的百會穴（又稱泥丸宮），此時全身好像置身於雲霧雨露之中，不斷的蒸騰淋洗。

這時，在百會穴稍停一會兒後，再度繼續又以意念帶著這股真氣，通過「鼻端」，下行到「承漿」，更沿著「任脈」的通路由上而下經「膻中穴」、「鳩尾穴」、慢慢的再回到「下丹田」（氣海）的位置，這是用意念帶領著體內的真氣行走小周天的路線，就叫做練「小周天」。

第三階段：練大周天

如果讓這股氣是從下丹田的位置又往下走到會陰部，讓它分別從兩腿內側往下走到湧泉穴（位於腳底足心），稍停留之後，再以意念引回會陰部，接著又繼續接上尾閭（又名長強穴），通過夾脊、玉枕，通過百會，再沿任脈下，這就是練「大周天」。

有關穴位的解釋，請參閱第三章第四節。

守竅與行氣練功

如果讓那股「真氣」就此暫停，譬如：駐留在下丹田的位置，這叫做「意守丹田」。因為，此時真氣「定」住在下丹田不動，所以，又稱之為「守竅」。

如果你讓那股「真氣」循著任督二脈（真氣的通路）不停的、緩緩的通過經絡的通道（即行氣），這種真氣的通道宛如體內的小河流，所以，有些人也將「經絡」稱為「生命體流線（life flow）」。

行氣或守竅之際，體內的感覺因人因功力而不同。大致上，全身彷彿被甘露般的真氣不停的灌溉著，因此，藉此玄祕時機，留出一個時段，想像著體內的濁惡滯鬱的邪氣和瘀血，正由這股真氣洗滌震盪著，並從手足的指端排出。排毒過程操作完畢後，再進行吐納調息片刻，就可以收功了。

葛洪《抱朴子》至理篇有言：「身勞則神散，氣竭則命終。根絕枝繁，則青青去木矣；氣疲欲勝，則精靈離身矣。」您認為這段話跟練功有關嗎？

晉朝的養生名家葛洪非常善用對照的筆法，解釋兩種狀況相互間的因果關係。他用樹木來比喻身體，令人印象深刻。

葛洪在至理篇指出：「身體過度勞累，精神就會疲乏渙散；體內真氣若耗盡，生命就要結束。好比樹根斷了而枝葉繁多，那麼，原本青綠的綠蔭就會消失。同樣的，身體很疲憊而慾望卻很強烈，那麼，生命很快就會消失。」

第六章 總論 有為者亦若是

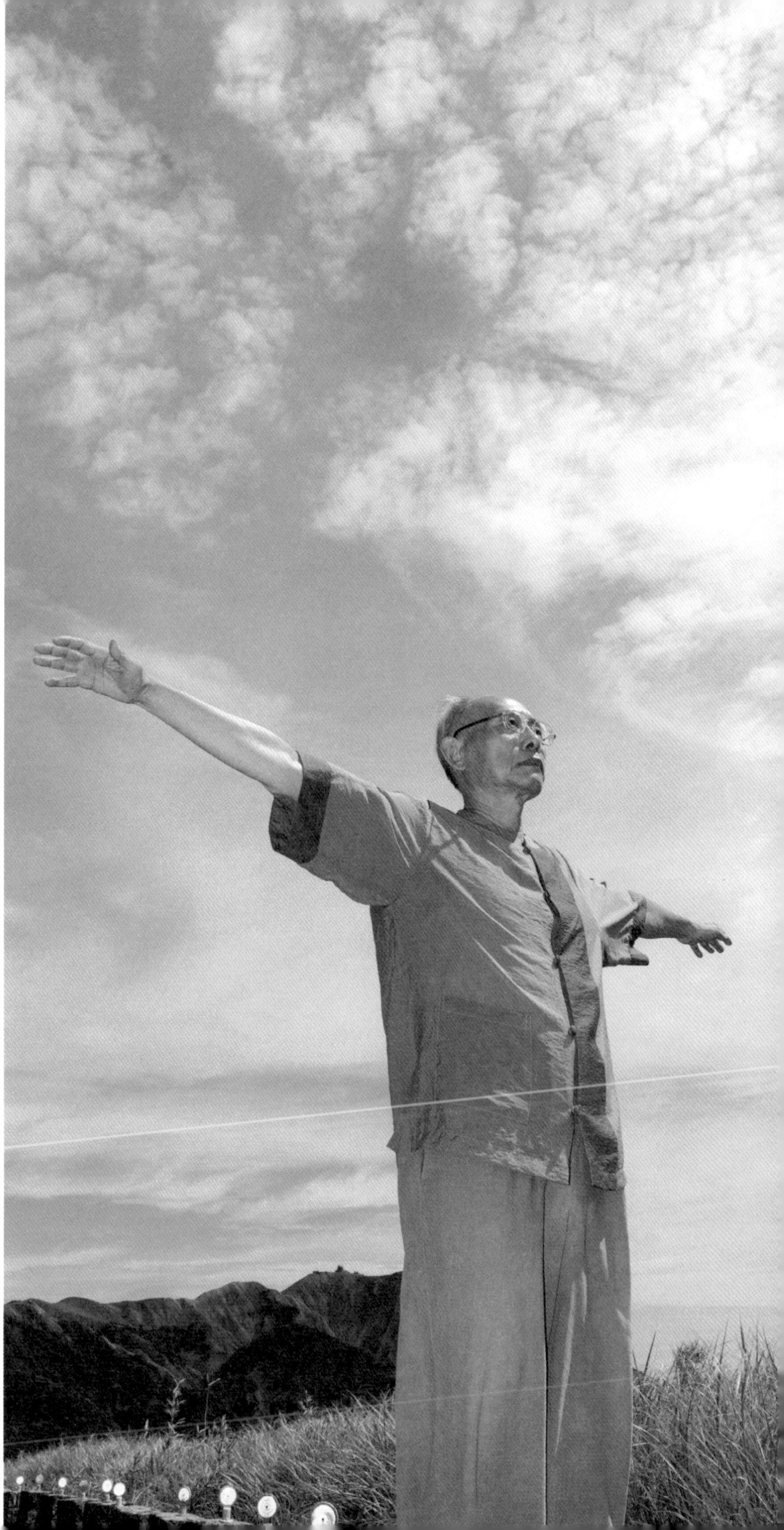

第一節　古聖先賢也練功

綜觀歷史，許多古聖先賢他們也練功。像道家的祖師爺老子；像唐代的李白、宋朝的蘇軾、陸游、歐陽修、朱熹，或明代的王陽明等，早已知道練功的好處，所以，各個都是養生練功的高手。

詩仙李白練功有成

讀了李白的《山中問答》和《盧山謠寄盧侍禦虛舟》，您就知道他練功的深度。李白引用「黃庭經」（指《黃庭內景經》）入詩，沒有真修實鍊，豈能道出練功的經典文字？且看李白的《山中問答》，詩曰：

問余何意棲碧山，笑而不答心自閑。
桃花流水杳然去，別有天地非人間。

翻譯成現代的白話文，大意是：

您問我為什麼隱居在深山？我笑一笑不回答，我的日子很自在、悠閒。山中的桃花盛開，溪澗的流水杳然遠去。這裡的一切，和山腳下的人間相比，別有一番新天地。

此外，他還有一首詩《廬山謠寄盧侍御虛舟》與氣功關係更高妙，詩中有一段：

探窺石鏡清我心，謝公行處蒼苔沒。
早服還丹無世情，琴心三疊道初成。

翻譯成白話文，大意如下：

悠閒地窺看察照廬山的這一面石鏡，讓我感覺神清氣爽。當年，宋朝宰相謝靈運遊歷的足跡，早被佈滿地面的蒼苔掩蓋。早點修煉身心吧！摒棄送往迎來的俗務。我要把握時間，多靜坐，意守丹田，才算是學得最基本的養生之道。

歐陽修的《刪正黃庭經序》為證

宋代大文豪歐陽修也深得練功三昧的人，他的文章《刪正黃庭經序》指出：

「後世貪生之徒，爲求養生術者，無所不至，至茹草木及日月之精光。又有以謂此外物不足恃；百反求諸內者，於是息慮、絕欲、煉精氣、勤吐納，專於內守，以養其神。其術雖本於貪生，及其至也，尚或可以全形而卻疾。」

翻譯成白話文，大意如下：「後代有些追求健康貪生怕死的人，為了養生延年益壽，服用草藥，吸取日月精華，有人認為這是外界的東西，還是有所不足。因此，他們又回到自己身體的力行。於是，常常練習清除各種思慮，掃除不正當的欲念，並鍛煉體魄，修煉心性，經常保持細慢深長勻的呼吸吐納方式，以安定心情，養護靈性。雖然這些方法原是出於愛惜一己的身體，但是，如果上述的各種修煉方法都能努力勤練，那麼，也許真的就可以保全性命，達到預防疾病的目的。」

歐陽修談論修行練氣之道，切中本源，不是隔靴搔癢啊！

蘇軾兀自獨坐

千古文壇奇才蘇軾東坡先生，也是一位努力練功養生的人，他生動的描述了靜坐的過程和心得：

「視鼻端，自數出入息，綿綿若存，用之不勤，數至數百，此心寂然，此身兀然，與虛空等，不煩禁制，自然不動。數至數千，或不能數。或覺此息，從毛竅中八萬四千雲蒸霧散，無始以來。」

大意如下：「靜坐時，閉上眼睛，同時，用鼻子緩和的、細細的呼吸吐納，呼吸時，維持出入的氣息似有若無。同時，在內心應默默數數，一進一出，內心專致的數著，從一數到百，反復幾次之後，心就會逐漸歸於寂靜，似乎忘了自己的身體，忘我的情境，彷彿一個人空悠悠的與天地結為一體，無所牽掛，進入寂然的狀態。內心繼續默默數數，不停的默數下去，數千萬次無限數時，體內就會充滿了氣，好像雲霧蒸騰，滋潤著全身的五臟六腑，自己感覺又回到最真純的本源。」

陸游夜夜泡腳好眠

寫出「家祭勿忘告乃翁」的宋朝大詩人陸游，也是練功個中高手，他在詩中指出一套泡腳養生術：

老人不復事農桑，點數雞豚亦未忘，
洗腳上床眞一快，稚孫漸長解燒湯。

翻譯成白話文：

我這個老人家年紀真的太大了，沒辦法再下田幹活了。不過，我還不至於忘了有空要算一算，家中養了多少隻雞？多少隻豬？現在，我每天最快意的一件事，就是在睡覺之前，用一盆熱呼呼的熱水，泡泡腳。因為漸漸長大的孫子越來越懂事，他們很體貼，天天幫忙燒一盆熱水，讓我在睡覺之前，舒舒服服地泡泡腳，暖一暖身子。

從這一首詩作中，不難看到陸游生前經常在睡覺之前，都由懂事的孫子輩，燒了一盆熱水，讓他舒舒服服的泡泡腳，暖和了身體才睡覺。此詩道盡在泡腳後的身心舒暢情懷。

從中醫的觀點來看，人的雙腳是人體足部的三條陰經和三條陽經交匯之處。其中，足少陰腎經的通道，重點在足底。人的雙腳與心臟距離最遠，所以血液供應少而慢，加之，腳這個部位的脂肪層薄，保溫能力較差，以及人體末梢血液迴轉較差。因此，天氣轉冷之後，人體最先感到冷的部位是腳底。

而腳底的寒冷不僅影響了雙腳，且會反射性的導致上呼吸道功能異常，讓人體的抵抗力顯著下降，致使病氣乘虛而入。所以，天候轉冷之際，容易使人患感冒、支氣管炎等疾病。

採用熱水泡腳這一招，不僅可以祛寒防疾，而且，把雙腳泡一泡、搓一搓、，揉一揉，也很容易打通足心的湧泉穴，此經脈一通，全身經絡就通了。對於促進氣血運行和新陳代謝，減輕體重的壓迫感，加快下肢的血液回流，消除一天工作所帶來的足下沉重感和全身疲勞，促進睡眠和強身，都有幫助。

尤其，在歲末寒冬之際，當末梢血管的血液循環變得更差時，往往出現雙腳冰冷或浮腫的現象，就算躲進被窩裡，仍然未見回暖。這種情形恐怕是許多體衰養病或年邁力衰的人所共同的體驗吧！

而這一套簡便的睡前泡腳習慣之養成，不僅練功者要學習。其實，也適用於所有的人。

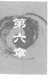

陸游還有一首詩《道室雜興》：

身是秋風一斷篷，何曾住處限西東。棋秤窗下時聞雹，丹灶巖間之吐虹。
採藥不辭千里去，釣魚曾破十年功。白頭始悟頤生妙，盡在黃庭兩卷中。

詩，是性情的表白，很不容易翻譯詮釋。但是，從這一首詩，我們似乎看到陸游對人生的感慨以及部分生活的寫照。

大意：「我大半輩子風塵僕僕，東奔西走，到處飄泊，偶爾遇上雨天，在窗前與好友下棋自娛；燃升灶火，煮點從山裡採回的草藥服用。我也曾經有過一竿在手垂釣的歲月。如今年老了，終於悟出養生延年的道理，全部都寫在這兩卷《黃庭經》裡。」

陸游在這首詩最後提到「黃庭兩卷」，這「黃庭兩卷」正是歷代修煉者奉為圭臬的養生經典。可見，他對於養生不只熱衷，而且，非常深入。

要之，陸游身在兵荒馬亂中，享年八十六高齡，能享如此長壽，堅持練功，肯定是其關鍵所在。

朱熹提出「始學工夫須是靜坐」

寫下經典著作《四書集註》的朱熹，也是勤於練功的人。他不只會讀書，還大力推廣靜坐，他在《朱子語類卷十一》中，這麼寫著：

「讀書閑暇且靜坐，教他心平氣定，見得道理漸次分曉，這個卻是一身總會處。」

其大意如下：「我在讀書之餘，空閒的時候就經常靜坐，讓自己的心情平靜下來，慢慢的享受呼吸吐納的時刻。在這樣的日常生活過程中，把人生的種種問題逐漸看得更清楚透徹，原來讀書也需要靜坐，這是一切的根本。」

王陽明靠著靜坐抗病延命

提出「知行合一」學說的王陽明（王守仁），也是體悟練功的受益者，他的生命，其實也是因為練功撿回來的。

請細讀這一段話：「旦夜端居澄默，以求靜一，久之胸中灑灑，而從者皆病。」《王陽

明・王文成公全書卷三十二》

這段話的情景是不是這樣：

「（王陽明）不管白天或晚上，有空就端正的坐著，排除雜念，默不作聲的靜坐著，讓萬念歸一念，久而久之，心裡坦蕩蕩，了無牽掛。可是，其他的隨從卻因為不喜歡靜坐，大都病倒了。」

王充論氣獨步當朝

後漢的大學者王充更不得了，不愧是研究「氣」的高手，他在名作《論衡》的自紀篇指出：「**養氣自守，適食則酒；閉明塞聰，受精自保；適輔服藥引導，庶幾性命可延，斯須不老。**」

大意是：「練功行氣強化體內的真氣，以維護自己的健康。平常要節制飲食，喝酒也要少量。摒除雜念，收攝自己的眼耳口，不過度消耗體力。必要時，適當的服用草藥，藉此幫助體內的真氣更順暢的運行。這樣就可以達到延年益壽，使人不老化。」

句句重點，沒下過幾年真功夫，是不可能如此鞭辟入裡的。

魏伯陽寫出丹經之王《周易參同契》

最後，讓我們看看東漢魏伯陽的《周易參同契》，這一本書結合了《易經》、《老子》和《黃帝內經》。因為，涉及易經八卦，因此，想要通徹了解，並不容易。

但是，有心想要從中汲取部分的練功養生精華者，也不是不可能。

《周易參同契》的文章，有很多隱晦之處，但是，也有非常重要的論述，說得清清楚楚，譬如：《周易參同契》辰極受正章第二十六篇，值得有心想提升練功境界的人多多研讀品味。

內以養己，安靜虛無。
原本隱明，內照形軀。
閉塞其兌，築固靈株。
三光陸沉，溫養子珠。
視之不見，近而易求。

大意如下：

內在功夫在於修煉自己的身心，讓自己的心念清靜，摒除不正當的欲念。明了精氣原本就在自己的身體之內，要時時觀照自己的身心，做到心不外馳。排除紛飛的念頭，努力鍛煉自己的身體，培精固腎。收斂耳目心神，經常練功練氣，培養體內的真氣，讓真氣運行更通暢更渾厚。雖然體內的真氣不可見，但是，它確實是人身所固有，不必向外尋求。

歸納這段話的深意，大約有三個重點：

1 清心寂靜，和諧無欲，是修養身心的主要途徑。因此，收心離境的功夫相當重要，不要讓自己的心念隨著外在環境起波瀾。

2 自己要努力實踐修煉的功夫，鍛煉身體。以動功練形體，以靜功養心性。

3 從自己的身體著手，可求得養生之道，不假外求。

由此可見，如果您想把身體練好，那麼，靠自己就可以實現。

進階思考問題與題解

您可以找出一段話，當作您的養生座右銘嗎？

我的養生座右銘是：「內以養己，安靜虛無。原本隱明，內照形軀。」同時，也常常想到以下這句話：「上古之人。其知道也。法於陰陽，和於術數，飲食有節，起居有常，不妄作勞，故能形與神俱。而盡其天年，度百歲乃去。」用來檢討自己的生活是不是偏離這些養生準則：有沒有注意季節和天氣的變化隨時增減穿著？有沒有維持練功的習慣？有沒有節制飲食？起居正常嗎？有沒有過度疲勞傷神嗎？

第二節　結語

「練功可以健身」，這是無可置疑的，難就難在不知如何練才是正確的方法，因此，本書一開始就開門見山提出「學習氣功的基本架構」，目的就是讓讀者自行檢視一下所練的功法是在哪一個位階。

所有功法都有一定的傳承，郭曉晤師父當年殷殷告誡：「練功一定要有師傳，要根據師父所傳的口訣專注用心的練習，功到自然成。但是，不能隨便跟沒有師承的人練功。」

在這本書中，我盡可能的將十多年來所學的，精簡而確實的加以介紹，從練功的理論到實際的練功方法，盡一切可能讓您能夠看得懂。

氣，是「視之不見，近而易求」的一種身體「能量」。氣的存在，對於沒練功的人，真的比較難以想像。但是，只要您用心練一練，一定會有所得。別的不說，經常站樁、經常靜坐，有空就動一下六大關節，同時也動一動脊柱，彎彎腰，捏一捏手足的十指，與此同時，配合上細慢深長勻的呼吸方式，您就是在練功了。

練功，不怕起步晚。練功要及時，說練就練，練了就不要找藉口偷懶，堅持不懈，一定有成。所謂功到自然成，只要您找正確的方法，找到一個氣場很好的地方，找到志同道合的練功師友，持續不斷的習練，時時刻刻，有空就練，功境和功力自然而然日日增長。

而再從養生的觀點來看，練功，可能不是萬靈丹，但是，如果不練功可能問題會更多。因此，無論如何，想要維持身強體健，精神煥發，除了練功之外，必須克服「**以酒爲漿，以妄作勞、醉以入房，以欲竭其精，以耗散其眞，不知持滿，不時禦神，務快其心，逆於生樂，起居無節**」《黃帝內經素問上古天真論篇第一》（嗜酒，縱慾，過度操勞，消耗體力和精神，也不知保護自己的元氣，不知道節制，只逞一時快意，違背養生之道，作息錯亂）這些負面的生活方式。

同時，又能積極的保持「法於陰陽，和於術數，食飲有節，起居有常，不妄作勞」的正向生活形態，那麼，這應該是最佳的養生之道吧！

大道至簡，請從書中找到最適合您的氣功功法和心法，請您堅持不懈的練下去，肯定會讓您活得更快樂、更健康、更亮麗。

【附錄】學員見證

病到方知身是苦，練功可超脫

蔡奇秀（雲林縣水林鄉衛生所資深護理師）

「水林氣功養生中心」是鄭老師提供自家宅院的空間，作為我們定期練功的場所。我們深信練氣功有益健康，所以多年來，大家一起堅定的維護下來，在喜悅之中，自在的練氣功。

因為練功的機緣，我順利的通過所有癌症的療程，如今，安然無恙的過了第六年。

自從罹患乳癌之後，每次團體練功時，我都會撥空參加，一方面藉由大家的氣團（能量）來提升自己的氣感，一方面也可以藉機彼此交流練功心得。這是單獨練功所沒有的。

就靜坐而言，團體一起打坐，很快就能入定，即使坐上一個小時也很舒暢，這也是自己一個人練功所體會不到的。

我很珍惜大家一起練功的機會，也很感謝有這個團體讓我依附。由於大家的加持，讓我面對癌症時，可以冷靜下來，一心懺悔，閉關打坐。在一呼一吸之間，用心觀想身體，讓每個細胞明亮、乾淨。

養病期間，偶然讀到憨山大師的一首詩：「世事由來多缺陷，幻軀焉得免無常，病到方知身是苦，健時都為別人忙。」不禁潸然淚下，深有同感。

因此，我不只感謝所有幫助我度過難關的貴人，同時，也願意在此跟新朋友和好朋友一起分享我的練功喜悅。

練氣功讓我背傷、腿傷不藥而癒

林良珠（雲林縣立四湖國中退休主任）

民國九十七年因緣際會參加了「水林氣功養生中心」的活動，有幸認識鄭清榮老師，並持續參加由他親自率領的這個練功團隊，使我更深信氣功的妙用，謹在此提供兩則個人親身體驗的事證，與大家共同分享。

練功期間，鄭老師明確的告訴我：「站樁時，要保持清靜心情，放空一切，略微控制身體的搖晃，儘量不要讓身體動得太厲害。」經過幾次的團練之後，果真體內似有引擎啟動的感覺，一股真氣自下背悠悠然往上竄升，遇到阻塞處，那股氣團還不斷的震動、敲擊，猶如鑿碎冰塊後帶著一股熱流往前衝越而過，這或許就是所謂的「通經過脈」吧！最後，我原來的背部肌肉疼痛症明顯消失了，人也覺得更神清氣爽。「站樁」，真的治癒了困擾我二十多年的「背部肌肉疼痛症候群」。

其次，鄭老師也教我「交腳靜坐法」，讓我的雙腿重現生機。民國一百年前後，因為忙著兒子的婚事，導致右腿筋骨疲乏受傷，痛楚不堪，兩腳無法下蹲，簡直寸步難行。之後，突然靈機一動，想起鄭老師指導的「交腳靜坐」，於是試著行氣練功，料想不到兩個月時間，體內產生一股暖流，順暢周行，甚至連兩腳腳跟也能相對。更微妙的是，自此之後那股氣團還穿越腿部，右腳與左腳互有感應、似乎有了共鳴現象，氣團成圓形狀在兩腳來回流動，妙不可言。約莫再過半年，我的右腿筋骨疲乏受傷症竟然完全康復了。目前，不論爬山、劈腿、雙盤靜坐一小時等動作均難不倒我，我又重拾彩色的人生。

鄭老師經常引用師尊的話表示：「氣功的內涵深奧無比，練氣與練意並重，練功就是養氣，真氣須溫養，不可急躁。」

俗話說：「天下無難事，只怕有心人。」至今我一直把「站樁」和「交腳靜坐」這兩項功法，列為必修功課；我也發現氣功的確具有調身、養氣的功效，同時，也具有改善睡眠和駐顏凍齡的效果。

十幾年的練功，讓我深知氣功的妙用，簡直就像一座蘊藏珍礦的寶山，取之不盡，用之不竭。一言以蔽之，期盼有緣的你，也投入練功的行列，共享練功帶來的幸福感。

練功以淨心修德為先

林柳足（雲林縣土庫鎮土庫衛生所資深護理師）

民國九十三年，我因緣際會認識了鄭清榮老師，當時，老師回鄉照顧母親，經常抽空到雲林縣水林鄉水林衛生所指導對氣功有興趣的鄉親練功。

透過朋友的介紹，我也去上鄭老師的課，發現老師教功充滿熱情和信心，並將師尊郭曉晤大師所傳授的汾陽氣功毫不保留的教給我們。

記得鄭老師指導「曉晤站樁法」時曾指出：「站樁也是一種耐心及毅力的磨練功法。」希望我們能夠定下心來默默的站樁，最好能夠練到一次可以站到四十分鐘，一定對安定情緒和提升心靈大有幫助。

後來，鄭老師在民國九十七年成立「水林氣功養生中心」，定期舉辦養生氣功二日進修班，利益更多有志練功的人，也讓雲嘉地區苦無門路的練功同好有一個共同修煉氣功的地方。

我自己親身投入氣功之後，慢慢也領略了氣功的一些奧妙處，感受了練氣功所帶來的好處。需知氣功對於腦部內分泌調控中心的下丘腦及腦下垂體會產生作用，可以重新啟動人體內分泌腺體。因此，練功具有返老還童的功效，絕非虛傳。

站樁的功用在身體調理上適應症非常廣泛，如全身關節酸痛、腰酸背痛、五十肩、風濕痛、高血壓、低血壓、肝病、氣喘、心肌梗塞、肝臟病、腸胃病、血管硬化、手腳冰冷、頭暈頭痛、身體虛弱、心悸冷汗、肥胖、神經官能症等都適用。

這幾年來，跟隨鄭老師練功，老師常常勉勵練功學員要保持正心念，練功之際遇到出現奇異現象時，也要一概以正念視之，多多注意調節呼吸，並將呼吸的氣息調整到最細微的程度，同時，也把這些帶著正念的真氣，順著任督二脈輸送到全身五臟六腑。

鄭老師在教功之餘也不斷提醒學員：「調息練功之道重在修德。」他常提到師尊郭曉晤告誡的話：「練功者要心存善念，積善修德，關懷生命，體懷一切生靈，以悲天憫人的胸懷對待世間的萬事萬物。」

如今鄭老師將多年的練功和教功的體驗結集出書，深入淺出的暢述練功方法。所以，我也願以親身體證說出個人的練功心得：「只要您好好的跟著書中所提示的功法和心法，誠心誠意的練功，堅持不懈，假以時日，不見效果是極其少見的。」

舒活家系列31

真的有氣感了！

作　　者／鄭清榮
企畫選書／林小鈴
資深主編／潘玉女

業務副理／羅越華
行銷主任／高嘉吟
行銷副理／王維君
總 編 輯／林小鈴
發 行 人／何飛鵬

國家圖書館出版品預行編目(CIP)資料

氣功的功法與心法 / 鄭清榮著. – 初版. --
臺北市：原水文化出版：家庭傳媒城邦分公司發行, 2013.09
面；　公分. -- (舒活家系列；31)
ISBN 978-986-5853-20-4(平裝)

1.氣功

413.94　　102017858

出　　版／原水文化
台北市民生東路二段141號8樓
電話：（02）2500-7008　傳真：（02）2502-7676
E-mail：H2O@cite.com.tw　部落格：http://citeh2o.pixnet.net/blog/
發　　行／英屬蓋曼群島商家庭傳媒股份有限公司城邦分公司
台北市中山區民生東路二段141號11樓
書虫客服服務專線：02-25007718；25007719
24小時傳真專線：02-25001990；25001991
服務時間：週一至週五上午09:30～12:00；下午13:30～17:00
讀者服務信箱：service@readingclub.com.tw
劃撥帳號／19863813；戶名：書虫股份有限公司
香港發行／城邦（香港）出版集團有限公司
香港灣仔駱克道193號東超商業中心1樓
電話：(852)2508-6231　傳真：(852)2578-9337
電郵：hkcite@biznetvigator.com
馬新發行／城邦（馬新）出版集團
41, Jalan Radin Anum, Bandar Baru Sri Petaling,
57000 Kuala Lumpur, Malaysia.
電話：(603) 90578822　傳真：(603) 90576622
電郵：cite@cite.com.my

美術設計／果實文化設計工作室
內頁繪圖／黃建中
特約攝影／水草攝影工作室 鍾君賢
製版印刷／卡樂彩色製版印刷有限公司
初版一刷／2013年9月17日
定　　價／300元

城邦讀書花園
www.cite.com.tw

ISBN: 978-986-5853-20-4